终于等到你

当不孕不育遇到试管婴儿

钱云 著

人民卫生出版社

·北京·

图书在版编目（CIP）数据

终于等到你：当不孕不育遇到试管婴儿 / 钱云著
. —北京：人民卫生出版社，2024.11
ISBN 978-7-117-35904-7

I. ①终… II. ①钱… III. ①试管婴儿 – 技术 IV.
①R321-33

中国国家版本馆 CIP 数据核字（2024）第 025196 号

终于等到你——当不孕不育遇到试管婴儿
Zhongyu Dengdao Ni——dang Buyunbuyu Yudao Shiguan Ying'er

著　　者　钱　云
出版发行　人民卫生出版社（中继线 010-59780011）
地　　址　北京市朝阳区潘家园南里 19 号
邮　　编　100021
E – mail　pmph @ pmph.com
购书热线　010-59787592　010-59787584　010-65264830
印　　刷　北京汇林印务有限公司
经　　销　新华书店
开　　本　710×1000　1/16　　印张:11
字　　数　141 千字
版　　次　2024 年 11 月第 1 版
印　　次　2024 年 12 月第 1 次印刷
标准书号　ISBN 978-7-117-35904-7
定　　价　69.00 元

打击盗版举报电话　010-59787491　　E- mail　WQ @ pmph.com
质量问题联系电话　010-59787234　　E- mail　zhiliang @ pmph.com
数字融合服务电话　4001118166　　　E- mail　zengzhi @ pmph.com

"医生，我离婚了！"这是今天门诊的最后一位患者，熟悉的身影孤单地坐在我面前，脸上竭尽全力展露的笑容却掩饰不住内心的落寞和忧伤。"我今天就是来和您道个别，两年半了，也算是和自己的过去道个别，有个交代。"

两年半了，她无数次出现在诊室中，几乎从未有另一半的陪伴。对她，我是很熟悉的，每当她一落座，外院和本院的治疗过程、治疗的细节和难点，这些信息就会在我的脑海中快速闪现，让我面对她时可以做到从容理智。但是今天，面对她，我第一次不知道该说些什么，虽然有很多安慰鼓励的话，但却无法宣之于口。

不孕症是一种很特殊的疾病，如果不去关注它，它其实并不会给当事人的身体健康、生活质量以及寿命带来负面影响，但它与其他常见疾病不同，掺杂了强烈的社会因素，有没有孩子很多时候不仅是小夫妻的事情，还与双方的家庭、工作以及生活环境相关。如开头那一幕，生殖科诊室里每天都在上演情节跌宕起伏、发展曲折离奇的家庭悲喜剧，每位患者都如同在悬崖边舞动的精灵，背负着巨大的压力，精神往往极度紧张。所以除了专业技能，生殖科医生根植于内心的温度以及对患者的人文关怀就显得尤为重要！同道经常开玩笑说，起码有 30% 的不孕症患者并不需要吃药、打针，和家人朋友聊一聊，转移一下注意力、放松心情，新生命也许就会在不经意间孕育。

不孕症是一种很特殊的疾病，就医过程比较漫长，从筛查病因、制订治疗方案，到初见结果，几乎起步就是半年。漫长的就医过程往往能促成一段近乎亲情的特殊医患关系。熟悉我的人都知道，患者都爱称呼我为"钱姥爷"，把我当成是娘家人，治疗过程中很多夫妻闹了矛盾、女方受了委屈，经常会在就诊时和我哭诉，毕竟没有谁能比我更了解求子过程中小夫妻的情况。

对于不孕症，除了医疗本身，医患间的信任感也非常重要，在就诊过程中往往需要患者敞开心扉，讲述不为人知的秘密，倾诉困扰已久的情绪。正是因为彼此的信任，很多不孕症患者最终收获的往往不只是"爱的结晶"，还有一份更加纯粹、牢固的婚姻。

不知道从什么时候开始，一些获得圆满结局的患者开始和我分享他们的"好孕"故事，还有一些暂时还未获得圆满结局的患者也会和我分享他们的治疗经历。很多事情，只有亲身经历了才能深刻体会其中的酸甜苦辣。我知道，患者分享治疗经历的初衷是希望自己的故事能够对正在求子路上艰难跋涉的其他兄弟姐妹有所启发和帮助，让更多人了解不孕症，知道如何科学合理地治疗，减少他们的压力、迷茫和无助，让更多人在求子路上走得更加从容、自信。

书中的每个故事，都源自患者的真实经历，虽然用了化名、隐去了部分身份信息，但即便读了很多次，我依然会为其中真情实感所打动。

如果你经历过，必然会从故事中看到自己曾经的影子；如果你正在经历，必然会从故事中看到希望、勇气和对生活的热爱。

钱云

2024 年 9 月 20 日于南京

目 录

爱，
是生命的起点

患者档案

女方：兰月，44 岁。

男方：黎明，56 岁。

病因：女方卵巢功能减退；男方弱精子症；复发性流产。

累计治疗时间：4 年。

治疗经历：于 A 医院行第三代试管婴儿技术 1 次，采用微刺激方案，囊胚培养全部失败。于 B 医院行第二代试管婴儿技术 1 次，采用拮抗剂方案，进行了一次宫腔镜检查，两次移植均告失败，其中一次为生化妊娠。

目前取卵 3 次，分别采用 1 次超长方案，2 次灵活短方案，皆为第二代试管婴儿技术，先后移植胚胎 4 次，两次生化妊娠，一次孕 8 周检查未见胎心。另行宫腔镜检查 1 次，主动免疫治疗 16 次。

目前情况：未孕，尚有 3 枚胚胎待移植。

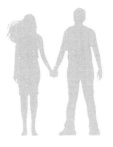

A

熟悉的场景，熟悉的人群。

今天是星期三，老钱有门诊。

站在生殖科诊室前，眼前的景象总是这样繁忙而有序。

接过确认退款的缴费单，来不及和护士长寒暄，我拉着先生急匆匆转身下楼。因为我看到诊室的门开了，我不想和老钱照面。

持续了近一年的免疫治疗，三个月前终于告一段落，赶在年底前退款。我不知道下一步应该走向何方，更没想好如何面对老钱的善意问询……

2020 年，很多人的生活由于疫情而或多或少受到了影响，幸运的是，我们一直在按照既定方案进行治疗。和老钱建立起来的如同朋友一般的医患关系让我们特别心安，因此连续进行了三轮促排卵、四次胚胎移植。

今天，赶在新的一年还未到来之前，我取消了两次还未进行的免疫治疗，无边无际的绝望情绪笼罩着我，让我不禁产生了放弃的念头……

为了能够持续、有效地进行免疫治疗，一年多来，我和黎明被彻底拴在了这座城市，哪儿也不能去，更不敢去。三个月前，第三次胚胎移植失败，黎明提出了停止免疫治疗的想法，我想都没想就同意了。持续且不知终点的免疫治疗，对我来说比促排卵、取卵、移植，甚至等待"开奖"更加煎熬。

那种被针头挑起手臂上的皮肤，接着被刺入一针、两针……甚至五针、六针的扎心般的疼痛，我再也不想体会。每一次，伴随着针头挑起皮肤、推入液体的过程，我都会作出扭头、侧目、双腿紧绷、脚尖用力点地等一系列动作，如同条件反射一般。

太痛了！可比起孕育的辛苦、生产的艰辛，这种疼痛又显得那么微不足道。

一次又一次，我告诉自己要坚持住，也许这一次，就是最后一次。

为了保证最佳的治疗效果，我们严格遵循着第一次治疗时医生的建议——最好 21 天做一次免疫治疗，于是我们治疗了一次又一次，仿佛治疗永远没有尽头，疼痛也没有……

据说有一种疼痛，是任何人都难以承受、不愿承受的，它叫癌痛，特点是"全方位疼痛"，这一描述是由现代安宁疗护发起人西西里·桑德斯女士提出的。

在全国多地辗转治疗三年多，只为生育一个属于自己孩子的我，虽然并非癌症患者，但是却对这种包括身体、心理、精神和社会等诸多因素作用而产生的"全方位疼痛"感同身受。

怀孕、生产，普通人仅了解妇产科就已足够，如果没有走到辅助生殖这一步，恐怕大多数人并不清楚还有一个生殖科。几年来，我们辗转于多家医院治疗，见过太多经历了十次、二十次，甚至更多次促排卵的"勇士"，她们身上无不蕴藏着女性的坚韧和顽强的毅力。

亲友们始终关心着我，提起促排卵就双眉紧蹙地问："很痛苦吧？"听说我已经经历了五次促排卵，他们看向我的眼神中除了之前的心痛和不舍，更是溢满了无言的安慰和支持。

坦率地讲，比起那些经历过数十次促排卵的女性，我觉得自己所承受的疼痛真算不上什么。随着逐渐了解了整个治疗过程，我好像已经接受并适应了那些可能随之而来的不适，在心里，我一遍一遍地告诉自己，既然选择了晚婚晚育，现在多承受些生育艰辛就要无怨无悔。

但当我看到关于"全方位疼痛"的释义时，这几年经历的种种辛酸苦楚仿佛一齐向我涌来，行走于不知有无尽头的茫茫求子路，痛正如此！

所以，在经历了第五次促排卵、第八次胚胎移植失败后，我感到了一种濒临崩溃的难以承受之痛。

2017年，我41岁，从部队转业，嫁给53岁的他。

我和他，同样大龄且没有婚史，彼此倾心之前，一定都暗暗揣测过对方是否患有隐疾，不然怎么会这么大年纪而不婚娶？

事实是，我们都很健康，也许是因为单纯、因为追求完美，或者是因为对婚姻理解的迟钝，我们成了所谓的"剩男剩女"。

从相识到相知，我们感叹缘分，庆幸相遇，同时也期待圆满——有个属于我们两个人的孩子。

那年，新婚宴尔，心情放松，举办婚礼的当月我就顺利受孕，浓浓的幸福萦绕着我们。由于年龄原因，我们特别期待这个"蜜月宝宝"，发现怀孕后立即前往医院抽血化验，果然hCG明显升高，隔天却并未翻倍。

人绒毛膜促性腺激素（human chorionic gonadotropin，hCG）

是一种由胎盘合体滋养细胞合成的糖蛋白激素。在受精卵植入后1天可自母体血清中测出，妊娠8～10周达高峰，以后迅速下降，产后2周内消失。

对此情况，医生宽慰说，正常，在你们这样的年龄受孕，十之八九会这样。

我们想，既然是概率问题，我们继续尝试吧。于是乎，天真的我们继续轻松备孕，随后我们经历的，并非孕育新生命的喜悦，而是第二次生化妊娠、第三次生化妊娠，到了第四次，还是生化妊娠。

关于生育，网上众说纷纭。有人说，35岁是女人生育的一道坎儿，有人说这道坎儿是40岁，也有人说是42岁……2018年，我正式迈入42岁，在连续遭遇四次生化妊娠后，我无法继续保持淡定，催着先生一起去医院检查，如果实在有必要，该"试管"就"试管"。

接下来，我们着手搜罗各个医院的生殖科排名、了解医生的口碑，开始了坎坷的就诊之旅。

记得第一次就诊时，我坦诚地告诉医生，我想要两个孩子，一男一女，凑成个"好"。医生满眼诧异地对我说："生孩子可不是'私人定制'，像你们这种情况，往往'试管'也无能为力，只能继续尝试，能有一个孩子就已经非常幸运了！"

第二位医生说："考虑做个宫腔镜检查吧，看看子宫是否有问题！"于是我们立即预约了宫腔镜检查，术中摘除了一个小囊肿，术后切片显示子宫无恙。

宫腔镜主要是内镜下观察子宫颈管、子宫颈内口、宫腔及输卵管开口，看看是否有宫腔粘连、内膜息肉等，并且可以在宫腔镜下切除内膜息肉、分离粘连的宫腔。

排除了子宫的问题，我们又预约了第三位医生。经过三个月漫长的等待，终于获得面诊的机会，医生毫不犹豫地为我们制订了第三代试管婴儿技术促排卵方案。

第三代试管婴儿技术是指通过胚胎植入前的遗传学检测，筛选无遗传学疾病的胚胎，植入宫腔，从而获得遗传学正常的胎儿。

在这个急功近利的时代，似乎只要付出足够的金钱就能买到相应的服务。好多年轻且心急的夫妇，并不想在一次次尝试中"浪费"时间，于是会和医生明确要求采用第三代试管婴儿技术。然而我知道，这种技术并非想用就能用，没有任何人、任何技术能保证来往于生殖科的我们一定能够如愿得子。

和第三位医生的初次面诊就能如愿获准直接采用第三代试管婴儿技术，我的心里自然十分高兴。但当时的我并不知道，这种"幸运"也从侧面说明在医生眼里我们的情况已经足够严重和紧迫。

那段时间，我每天坚持去医院注射针剂，虽然这些针剂完全可以在社区医院注射。虽然每天都要经历排队、等待叫号以及腹部、手臂和臀部注射三种针剂的情况，但因为满怀期待，我一点儿也不觉得疲惫，身体好像也没有什么不良反应。每一次注射、每一次 B 超检查、每一次面诊、每一次接受宣讲，仿佛都让我的梦想更加接近圆满，仿佛期待中的孩子已经近在咫尺。

但是，在促排卵开始的第 19 天，当我信心满怀等待胚胎移植时，却被医生告知"无胚胎可移"——无胚胎行第三代试管婴儿技术。

居然是全军覆没！所有的希望顿成泡影。看着同一周期的姐妹们笑呵呵地继续向前，喜迎宝宝"回宫"，我忍不住泪流满面。

我和黎明曾在取卵／取精前穿着同样的病号服自拍，想给已经在未来不远处等着我们的宝宝留个纪念；我们曾对着医院墙壁上处处可见的宝宝照片笑盈盈地留影，幻想着我们的宝宝会是怎样可爱的模样；在一次次明明还不错的结果报告中，我们乐观地以为已经快要拉住宝宝的手了！

可是现在，一句冰冷的"无胚胎可移"，彻底击碎了我们对未来的美好幻想，让等待迎接宝宝的我们不知如何面对。

数日后复诊，医生说这次失败的原因是"受精卵潜力不足"，在我看来，潜台词就是建议我们放弃治疗，放弃求子。

难道对于初婚、未孕未育的我们来说，连再次尝试的机会都没有？医生以专业和理智告诉我们：这是客观存在的情况，希望渺茫，感情用事并无助益。

那一刻，我泪水汩汩，内心几近崩溃。

虽然理智上接受了医生的解释，但情感上还是不甘心，于是我们继续寻找可以帮助我们的医生。

第四位医生是我的一位朋友推荐的，朋友正是通过这位医生的治疗幸运的一次成功，抱得女儿归。

我和朋友年龄相仿，不敢奢望如她一般幸运，但这个消息至少也算是一针强心剂，让我再次看到了希望。

在第四位医生那里，我们进行了第二次促排卵，采用的是拮抗剂短方案。结果相当不错，共取卵 16 枚、受精 16 枚。取卵后的第三天，两枚一级胚胎被移植到我的子宫。一切都在向好的方向发展，可是我却再次遭遇了生化妊娠。剩余胚胎养成 3AB、5BC 囊胚两枚，半年后再次移植，依然未孕。

拮抗剂方案

是指一种不进行垂体降调，而是使用 GnRH 拮抗剂来抑制 LH 早熟峰的促排卵方法，使用 Gn 的第 5 天或第 6 天开始加用 GnRH 拮抗剂，每天一次直至 hCG 扳机日。

囊胚

通常在受精后 5~6 天形成。医生会根据囊胚腔扩张情况、内细胞团发育情况、滋养层细胞发育情况这三项指标对囊胚进行综合评价。

根据囊胚腔扩张情况分为 6 级 1 级指囊胚腔体积小于囊胚总体积的一半；2 级指囊胚腔体积大于囊胚总体积的一半；3 级指囊胚腔和囊胚一样大；4 级指囊胚腔比囊胚大，且透明带变薄；5 级指正在孵化的囊胚；6 级指整个囊胚脱离透明带。

根据内细胞团发育情况分为 3 级 A 级表示细胞数多，排列紧密；B 级表示细胞相对 A 级少，排列松散；C 级表示细胞数少。

根据滋养层细胞发育情况分为 3 级 A 级为上皮细胞层紧密；B 级为上皮细胞层结构相对松散；C 级为细胞数量少，上皮细胞层结构更为稀疏。

由于在第一次新鲜胚胎移植失败后至第二次囊胚移植前，医生没有对

失败的原因和后续的治疗方案作出任何调整，我们对医生的信任感开始减弱，于是开始在网络上继续寻找生殖方面的医生，并由此结识了老钱。

不论是诊室面诊还是网络问诊，我之前遇到的医生往往措辞严谨，说话滴水不漏，让我觉得专业有余而温情不足。老钱的回复常常能让我感受到他对我种种焦虑、担心由衷的关心、细致的呵护和充分的理解。于是在移植囊胚前，我特意面诊了老钱，详细说明了我的具体情况，老钱建议我先完成既定的囊胚移植，毕竟如他所说"能怀上就是硬道理"。在这次面诊过程中，老钱依据我的情况给予了相应的用药建议，但同时反复叮嘱我，如果用药建议和目前医生的方案有冲突，还是应该以目前医生的方案为准。

但是在囊胚移植过程中，我还是任性地选用了老钱的用药建议。

我知道这样做不好，对两位医生都不够尊重。但当时，我恰恰这样做了。或许，这种不够尊重与信任的做法，注定了这次移植仍然难成"好孕"吧。

第五位、第六位、第七位都是中医专家，遍布全国各地，最远的一位医生距离我两千五百余千米，近的一位也有一千余千米。交通、食宿、就医、用药，每一步都意味着不菲的开销。为了就医、为了我们期盼中的孩子，我不得不放弃了当初从部队转业时战友们关于择业的建议，先生也下定决心先把工作彻底放下，在合同期满后没再续签。就这样，我们全身心地进行中医治疗，累计约一年。然而，效果依然不理想，我始终没有怀孕。

在那一年的治疗过程中，我们承受了来自婚姻、家庭和经济等方面的无形压力，导致我的身心状态都不理想。

明知这种状态不对，却无力做到自我调整、平静对待。于是越是心急，就越是连自然怀孕、生化妊娠都没有了！

2019年一整年，43岁的我已经不再顾及那些所谓的年龄"坎儿"，我像一只无头苍蝇般不知所措，不甘放弃，和时间赛跑，但却没有方向。

那些日子，我萌生了去国外就医的想法。此念一出，网络大数据推送的各种广告随之而来，从美国、日本到泰国……关于国外技术优越的宣传听起来颇有道理，但又很难让我从心底信服。

于是，在开启国外"任务式旅行"前，我和黎明第一次共同面诊老钱。

得知我们有赴国外治疗的打算，有过美国和日本工作经历的老钱直言："在没有找到不孕症原因的情况下，去国外治疗的意义并不大。"

先生在见到老钱之前，一度非常抵触男性生殖科医生，固有的观念里总会觉得有诸多不便；见了老钱后，他决定"再试试吧"。

几年辗转，亲身经历告诉我，每位医生都会有成功或者失败的案例，既然失败的概率并不会因为去国外接受治疗而减少，那我们又何必远行？

通过数月的沟通，老钱给身心疲惫的我以莫名的安全感和信赖感。我知道，良好的心理状态、相互信任的医患关系，会在很大程度上为治疗增加胜算。

于是，老钱成为我们就诊的第八位医生。

这次就诊，让我疲惫的心在点点滴滴充满温情的治疗细节中被抚慰，紧张的情绪也得到了舒缓。

找到适合自己的医生，这种感觉真好，这才是就诊时应该有的样子吧。

拿着确认退款的缴费单，我们去收费处退费。时隔几个月，工作人员几经周折，耐心地帮我们处理好退款事宜。

离开时，我扭头看了一眼这座让我们感到无比心安的医院，心情复杂——离开这里，我们将何去何从？

关于供卵，是我在上一次胚胎移植失败后主动问起的。第一次听到"供卵"这个词，是在第四位医生那里。

那时，医生认为这是对于我们来说最后的办法，"反正还是自己怀，自己生"，只是"等待供卵也得碰运气"。

我不假思索地拒绝，觉得"我宁可不生，也不要生一个和我没有任何血缘关系的孩子"。根据之前做过的各项检查回报，我不相信我的卵子有问题。

我想，若一定要讨论究竟是哪里出了问题，大概只是我们两个的精子和卵子拧上劲儿了。很多类似情况的夫妻在离婚后各自成家，也都各自生了属于自己的孩子。当然，我心里还有一个始终解不开的结：都什么时代了，为什么一提到不孕症，大家都会先入为主地认为是女方的问题，提"供卵"的多，提"供精"的少，这不公平！

见我主动提及供卵，老钱也中肯地指出"这确实是个办法"。我瞬间想到之前看到的一则关于供精的新闻，说很多当初由于男方无精子而选择供精助孕生了孩子的夫妻，最后大部分以离婚收场……

即使眼下接受供卵，我依然不能保证日后不会排斥那个与我没有任何血缘关系的孩子，哪怕他是我经历十月怀胎而分娩的。和先生一样，我同样希望能在孩子身上延续自己虽不算十分优秀却也独一无二的基因，更希望孩子是我和他情感以及生物学双重意义上的"爱的结晶"，而不只是情感上所谓的"爱的结果"。

想不明白，那就暂时搁置。和时间赛跑这几年，我和黎明身心疲惫。

几年来，每一次失败后，先生都会想当然地提出"休养半年再说"。但我面对的是女性步入 40 岁后卵巢功能断崖式下跌的客观事实，恨不得一天掰成两天用，怎么敢轻易休养半年？

但这一次，我沉默地接受了先生的建议。

先生说明年开春再说，但我却不知道我们的机会在不在来年之春？

回望几年的就医历程，先生从初次就诊男科时的羞涩，看到"取精室"三个字就会脸红，候诊时像个孩子般不知所措，到如今能和我默契分工，清晰、精准配合，不失时机地给予我呵护、关爱，不可否认，我们的感情在波折中日渐深厚。

最初，每遇失败，我想到的都是离开他。

后来，经过了一次又一次失败，虽然会难过、会流泪，但很快我就能调整情绪，再次出发……

如今，在一次次漫长、煎熬的等待之后，我们终于都坚持不住了！从前坚定的人生信念———一分耕耘一分收获，这次失灵了。

好多问题，需要我们停下脚步好好想清楚。

我依然会在网络上关注生殖科医生，却再也难以被那些"好孕故事"撑起继续努力的希望……

虽然没能如愿怀孕生子，但在心底，我们对面诊过的医生充满感激，只不过我们已经无意再寻。

充满希望时，打针、吃药、免疫治疗、宫腔镜检查、取卵……由此产生的疼痛仿佛都可以耐受；验孕失败后，每打一次针、每吃一口药，痛苦都会被无限放大，想想都难以忍受。

眼下，我开始思考，几年来的执着是否在一味追求目标和梦想的路上变成了执念？我们对婚姻、家庭的守护与信念，难道仅依赖于生育一个孩子？

或许，我们真的需要停下来，亦需要回望来路，想想在最初的时候我们究竟为什么要生孩子？

终究，唯有爱，才是生命的起点，而不该夹杂其他。

好吧，那就停下来，等一等，找一找吧……

B

12 月 30 日，星期三，傍晚七点，南京去苏北某地途中……

以往三小时不到的车程，今天开了四小时才跑了一半不到。

此刻，车已经整整被堵了一小时，一动不动。

司机下车抽了第三根烟，打过两次高速公路咨询电话，被告知目前没有事故，只是车流量大。

自 9 月起，我增设了每周四的异地坐诊，主要是为了方便周边偏远地区的患者就诊。看完上午的门诊，已经接近一点钟了。随便吃了点儿水果，刚想歇口气，接我的车就到了。

原想在车上睡一觉。结果，今年的第二场雪实在大，大到让我睡意全无，堵到让车寸步难移。

四个小时了，这会儿我倒有点儿昏昏沉沉。

刚合眼，偏又想起上午从诊室去手术室途中看到的那对熟悉的身影……

护士长告诉我，今天，他们是来退没有做完的免疫治疗的费用的。

当时赶着手术，没多想。这会儿，眼一合，不知道怎么就想到了他们。从医二十多年，最累心的不是如何提高专业技能，也不是如何尽快晋升职称，而是对那些求医路上"困难户"的牵挂……

打开手机，翻到兰月给我的第一次留言，是 2018 年 12 月 16 日，之后我们在网络上进行了数十次交流。2019 年春节刚过，她第一次独自来找我面诊。

那时，她 43 岁，他 55 岁，新婚两年多，一直忙于怀孕生子这件事。

综合检查结果看，兰月的各项指标都算正常，黎明则存在弱精子症，精子正常形态率偏低。对于兰月而言，受孕看起来并没有什么大问题，就是胚胎没有着床，导致她先后经历了 5 次生化妊娠。

所谓生化妊娠，是指精子和卵子有可能结合了，但受精卵并没有成功着床，随着月经一起流产的现象，通常体现为一次推迟的月经，目前医学上称此现象为"亚临床流产"。正因为生化妊娠的发生往往是悄无声息的，所以如果它发生在并未备孕的女性身上，则往往很容易被忽略。

在医学上，通常会将生化妊娠归于不良妊娠的一种，这对夫妇属于高龄同时伴复发性流产。复发性流产是指与同一性伴侣连续发生 3 次及 3 次以上的自然流产。

导致复发性流产的病因很多、很复杂，很难明确究竟是男方精子的问题还是女方卵子的问题，或是双方都存在问题。一般生殖科医生会将这种情况归因为年龄大、受精卵潜力不足。通过这几年的临床观察和积累，我认为这种早期的生化妊娠和胚胎停育与男方的畸形精子症相关性比较大。

针对这类大龄患者，我通常会给出两点建议：首先，采取必要的辅助生殖方法尽快怀孕，这是为了和女方卵巢功能减退的时间赛跑，毕竟人不可能返老还童；其次，同步检查导致复发性流产的病因并进行针对性治疗。

算来兰月和黎明夫妇在我这里治疗快两年了，抛开之前的失败经历，近两年的时间里他们先后进行了三次促排卵：第一次考虑女方卵巢功能尚可，采用了经典长方案，后两次则是结合实验室受精情况和胚胎发育情况调整为灵活短方案。已经进行了 4 次移植，目前还剩 1 枚二级胚胎和 2 枚三级胚胎。

卵裂期胚胎的分级标准

一级和二级统称为优质胚胎，一级、二级和三级统称为可移植胚胎。

一级 胚胎发育速度正常，卵裂球均匀、数目均等，细胞质均一、无空泡，碎片不超过 5%。

二级 胚胎发育速度正常，卵裂球均匀 / 大致均匀、数目均等 / 大致均等，细胞质均一、无空泡，5% ~ 10% 碎片。

三级 胚胎发育速度大致正常，卵裂球不均匀 / 均匀、数目不均等 / 均等，细胞质中有少量空泡，少于 15% 碎片。

四级 胚胎发育速度异常，卵裂球不均匀、数目不均等，细胞质不均一、有大量空泡，10% ~ 50% 碎片。

对于患者，我会告诉他们"应该还有办法"，或者"我们还可以换个方案试试"，但是我会把去与留的决定权交给他们，毕竟，除了医生的医术和医德以外，医患之间有时候也是讲究缘分的。

医生不可能治好所有患者，特别是对于生殖科患者，心理因素常会在一定程度上影响治疗效果，在和生殖科患者的交流过程中，除了专业技能外，医生需要进行细致入微的观察、适时提供心理安慰和疏导。有时候，一句适度的宽慰，对于那些在求子路上徘徊多年的患者来说可能胜过良药千副。

兰月和黎明夫妇，他们明明还有可供移植的胚胎，为什么会在坚持了十多次的免疫治疗后忽然中断了？是放弃了，还是有其他原因？

针对复发性流产的主动免疫治疗，是将男方或者第三方血液中的淋巴细胞分离出来注射到女方皮下。对于主动免疫治疗，其实学术界一直存有争议，争议点除了疗效外，还有感染的风险，毕竟是涉及异体血液和细胞的操作。但是我一直认为，与其通过全身检查来寻找一些可能没有任何确定意义的免疫因素、使用一些无法明确是否影响母婴安全的免疫抑制剂，只要对治疗的安全性进行严格把关，那么主动免疫治疗则是一种简单、高效、安全的治疗方案。

对于部分无法确定复发性流产病因的患者，我通常建议他们进行主动免疫治疗。主动免疫治疗开始后，患者要坚持每 3～4 周进行一次治疗。通常经过 3～4 次治疗，待封闭抗体转阳后，就可以开始尝试怀孕；怀孕后，通常建议继续进行主动免疫治疗到孕 10～12 周，即母体胎盘形成后结束。

记得半年前那次新鲜胚胎移植，兰月受孕成功向我发送了报喜的信息，隔着手机屏幕，我都能感受到她的开心和激动。后来，由于 hCG 数值下降，她的忐忑、不安，最终被判定为自然流产时极力隐忍的无声的泪水，以及她说"这是到目前为止距离成功最近的一次遗憾"时落寞的神情，所有的一切我都历历在目……

每个生殖科医生都清楚，患者需要的其实还有心理上的支持，所以我会尽可能及时有效地去回复患者的信息，不仅提供医学方面的建议和指导，更多的是给予他们心理上的抚慰。我常和患者说："别想那么多，别给自己那么大压力，一切交给我，我比你压力更大，我比任何人更希望你成功，更不愿意你面对失败！"

我记得，第三次移植前，在手术室里，我告诉兰月"根据内膜和胚胎情况，我觉得这次应该问题不大"时，她笑着，看似轻松地对我说："没事，反正我已经做好了即使这次不成功，也要和你'死磕'到底的打算"。当时，我脸上在笑，内心却被这种无条件信任带来的无形压力激起一阵冰凉。走出手术室，我长舒了一口气。

我还记得，两个月前，由于之前的成功受孕是基于新鲜胚胎移植，所以兰月坚持放弃移植尚存的三枚冷冻胚胎而要求重启第三次促排卵，她希望进行新鲜胚胎移植的执着，正是一种对好运再次降临的深深期待啊！

在生殖科，怀孕生子这件事如同一场战役，每对夫妇都有无数关卡要闯，面对的困难也各不相同，有时候可以相互借鉴经验，有时候根本无法比照参考，这很好理解，毕竟即便是同一对夫妻，这一次和上一次的情况尚且很难完全一致，更何况不同年龄、不同情况的人？

在生殖科，每天都有悲喜剧同时上演。

我的心，每一天都在由衷地为成功晋级为准爸妈的患者高兴，并为此收获满满的成就感；同时，面对"开奖"失败的患者，我也会跟着他们一起消沉、难过和遗憾。

对于医生而言，每天既要面对成功的患者，也要面对失败的患者，这算是一种喜忧参半的常态与平衡；对于患者而言，无论成功还是失败，都是只属于他们自己的、百分之百的幸福或者沮丧。

很多时候，患者将生殖科医生视为送子观音，作为医生，当然万分希望能够凭借自己的精湛医术帮助患者早日实现求子愿望，这是生殖科医生的价值和意义所在。遗憾的是，医生终究不是送子观音，无法做到给每位患者带来一个期盼中的可爱宝宝。

相信这是所有生殖科医生心底的遗憾，同时也成为我们不断在生殖领域探索、攻坚的动力。我为患者的成功感到由衷高兴，也真诚感谢遇到的每一次失败，以及患者给予的信任。

终究，"怀得上，保得住，生得出"，除了医患同心，彼此信任，很多时候还是需要一点儿运气，尤其对于如兰月和黎明这样的大龄患者。

世界上有很多事不是付出努力就一定能收获成功，比如求子。我希望兰月和黎明不要放弃，却无法承诺他们坚持下去就一定能成功。

幸福的家庭都是相似的，不幸的家庭各有各的不幸。

每一对走进生殖科的夫妇都有属于自己的故事，他们有时会把故事说给我听，而我会尽可能把倾听这些故事作为诊疗工作的一部分。

我忽然想起，在最近一次就诊结束时，兰月几乎耳语问过我的问题。难道他们真的决定尝试供卵了？

在我国，供卵是针对卵巢衰退治疗的最后方法。患者能否接受，完全取决于他们对于家庭、亲情和血缘的理解。

在我看来，以他们目前的情况，应该并非只剩下供卵这一种选项，但是我并不清楚他们究竟还要尝试多久。对于患者，需要考虑来自家庭、事业、经济等方面的因素，相对于医生只需要奔赴一个治疗目标而言，影响他们作出决策的因素更多、压力更大。即使他们最终选择供卵，可又有谁能保证这次就一定能够如愿，毕竟和辅助生殖相关的不确定因素太多了。

出发已经七个多小时了，雪小了许多。

我们在雪中继续着行程，司机师傅说了句"快了"，像是安慰我，也像是安慰自己。

我一边感到困乏，一边又不敢沉睡。雪中行路难，又让我想起许多，比如兰月和黎明夫妇，眼看着他们从满怀希望第一次步入诊室，到今天决定暂停免疫治疗而离开医院，作为一名深度参与诊疗的医生，我在每一次诊疗和手术过程中，在为舒缓兰月紧张情绪的聊天中，感受到了他们夫妻之间日益深厚的感情。作为生殖科医生，我永远坚信，唯有爱，才是生命的起点。

现代医学虽然发展迅速，但终究无法解决患者的一切健康问题，作为医生，我希望不断提高自己的专业能力，尽可能帮助更多患者，同时也由衷期望天下相爱之人不要相遇太迟、耽搁太久，不要为了孕育付出太多艰辛、面对太多未知和等待。

知识拓展

主诊医生会根据夫妻双方的具体情况安排对应的检查，完善检查后，排查导致不孕不育的原因，根据个体情况制订个性化的诊疗策略。常见的方案有长方案、超长方案、短方案、拮抗剂方案、微刺激方案等，不同的促排方案适用于不同人群，时间、费用也不尽相同。

长方案　促排时间相对较长（约1个月），但是促排效果好，是早期最主流的方案，较适合卵巢功能储备正常的患者，促使多卵泡同步发育，能提升获卵率，适合鲜胚移植。

超长方案　降调的时间较长，需要注射2次GnRHa，两次之间需要间隔1个月，主要适用于子宫内膜异位症、子宫腺肌病、高LH的患者，GnRHa的使用除了能控制子宫内膜异位症，也能明显提高子宫内膜的容受性。反复种植失败的患者也可以尝试超长方案以改善内膜环境。

短方案　促排时间 10～15 天，对于年龄偏大、卵巢储备功能差的患者来说花费少、时间短，性价比更高。部分医疗机构针对卵巢储备功能差的患者采用了灵活短方案，相较一般的短方案来说，获卵率更高，妊娠率也更高。

拮抗剂方案　促排时间 7～12 天，时间短，对于 PCOS 患者能够有效降低 OHSS 风险，避免卵巢的过度刺激。药物用量少，可减轻患者的经济负担。

微刺激方案　具有卵巢刺激小、花费少的优点，对于有特殊疾病史的患者，微刺激方案是一个不错的选择。

在临床诊治中，个体存在差异，若本周期采用的方案效果不佳，主诊医生会根据促排情况及患者对药物的反应适时进行促排方案调整。无论采用哪种方案，患者都要配合医生做好卵泡监测，医生会根据卵泡大小及性激素情况调整药物剂量。

跨越万水千山
的相遇

患者档案

女方：刘小叶，34 岁。

男方：赵兵辉，34 岁。

病因：女方下丘脑性闭经，卵巢功能减退，宫腔粘连；男方畸形精子症。

累计治疗时间：7 年。

治疗经历：曾以药物人工维持月经周期，既往促排卵＋指导同房3 个周期。目前抗米勒管激素（AMH）0.498ng/mL，双侧基础卵泡数量为 2~3 枚，采用灵活短方案促排卵，获卵 3 枚，第一代试管婴儿技术未受精，转第二代试管婴儿技术 3 枚卵子受精，形成胚胎，进行全胚冷冻。经宫腔镜检查后，人工周期冷冻胚胎移植未孕，后采用超长方案准备内膜冷冻胚胎移植，临床妊娠。

目前情况：单胎妊娠，足月分娩一健康女婴。

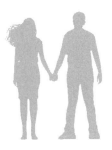

A

第 10 天，验孕成功，hCG 水平翻倍；第 6 周，经 B 超检查见胎芽、胎心！

备孕第 7 年，终于，我迎来了专属于自己的"好孕"！

贯穿我 28 岁到 34 岁的，是一条艰辛的备孕路。最初就想过这条路一定很难走，现在回望来路，我在心里一边由衷感叹没想到这条路会这么难走，一边又感谢自己不曾放弃！

14 岁那年，因为一场车祸，我原本正常的月经突然停止了。

从那以后，家人带我辗转全国各地寻医问药。从三甲医院的知名教授，到居于乡村的赤脚医生，从传统的中医，到现代的西医，从经典的方案，到民间的偏方，历经多年治疗却总不见任何效果。

我曾经因此不敢考虑结婚，遇到喜欢的人总是会心有顾虑，望而却步。直到遇见了我的爱人兵辉，他愿意包容我的一切，让我不甘心错过。和他结婚后，我终于鼓起勇气，决定直面孕育路上可能遭遇的种种磨难。

婚后，我的月经依然失常，更未有孕。

兵辉和家人虽然从未和我聊过生孩子的话题，更没有就此事催促过我，可我心里的结却越来越紧。

夜深人静时，我常常悄悄上网查资料；一有空，就循着查到的资料去各处咨询。

奔波过多家权威医院后，老天似乎终于开始怜惜我，经一位产科医生指导同房后，我怀孕了！

愣愣地盯着验孕棒上隐约出现的两条红线看了许久，我依然不敢相信自己的眼睛；最后还是兵辉眼中闪烁出的喜悦神采唤醒了我，让我终于意识到我们就要有自己的宝宝了！

好像是老天和我开了一个恶意的玩笑，只隔了一天，验孕棒上本就不明显的两条红线颜色不仅没有加深，反而彻底消失了！

我赶紧去医院验血，结果回报 hCG 只有 18mIU/mL！

医生遗憾地告诉我，这是一次生化妊娠。

优胜劣汰，我在心里默默告诉自己，这个宝宝和我们没有缘分，我们只能继续努力。

虽然面色平静，但我的内心已经千疮百孔，濒临崩溃！

我木讷地退出诊室，不明白这个刚刚和我牵手的小家伙，怎么就舍得弃我而去了？

什么叫生化妊娠？为什么会发生生化妊娠？我心里有太多问号。等我把这些问号陆续拉直成感叹号时，那位助我第一次成功怀孕的医生的号已经排到半年以后了……

没办法，既然选择了走入生殖科，除了要有坚持到底的执着，更需要学会耐着性子等待。

半年后，再次见到那位医生，他依然建议我采用和之前一样的治疗方案——指导同房。

我困惑，为什么不安排我们做任何检查，为什么不排查上一次生化妊娠的原因，而只是重复上一次的治疗方案？

医生和我解释说："指导同房 6 次、人工授精 3 次，都不成功的话才可能考虑试管婴儿方案。"

我快哭了，我已经三十多岁了，这样尝试下去，到底要多久才能怀上孩子啊！

和兵辉商量后，我们决定再尝试一次同房指导，如果失败，就换用其他方法，毕竟我们已经没有那么多时间可以耽误了。

果然，等待我们的是再一次的失败。事已至此，对我来说所有网络宣传的神医名院，好像都不如身边人的成功更有说服力。

朋友说，她的一位朋友刚在某医院成功怀孕生子。

我顿时有了方向，立即赶到那所医院去治疗。

一切从头开始。经过了各种熟悉的检查、用药，我终于进入促排卵阶段。

这次的促排卵方案似乎与之前不同，问题是即便使用了最好的药物，剂量也比很多其他患者大，但是我的卵泡却始终无法成熟起来。

后来，我再次听从朋友的建议吃了三个月中药，直到一见中药，我的肠胃就控制不住地翻江倒海，依然没有等来好消息。

不行，我还得逃！因为我等不起！

可是，往哪儿逃呢？

之前的种种，让我如困兽一般，想要解脱却无能为力，我困惑、心急、焦虑、失眠，开始大把地掉头发……

于某个失眠之夜，一位生殖科医生引起了我的关注。

我一口气看了好多他的网络随笔，这位远在千里之外素未谋面的医生，渐渐在我的脑海里鲜活起来。

这位医生有点儿不一样，他的网络随笔中除了临床工作、学术研究，还有一点儿不服老的影子，他的风趣幽默以及对家人和患者的关心，让我感到他是一个有温度、有同理心的医生。

这种油然而生的信任感让我产生了去找他面诊的冲动。

可是，实际问题太多！

外地就医，吃、住、行都会是一笔不小的开销。多年来的就医备孕，已经给双方父母和我们这个小家庭带来了不小的经济压力。在踏上求子之路的第二年，为了帮助我们减轻经济压力，我那已经辛苦工作半生的老父亲决定离家打工挣钱！

为人女，我不能为父母分忧，还要让原本应该安享晚年的他们继续为我操劳；为人妻，在别人家顺理成章的生儿育女之事对我来说却要花费大量的时间和金钱，且结果未知……内疚和不安，时时折磨着我。

多年的求医经验，让我学会了网络问诊。

犹豫再三，我决定先向兵辉隐瞒去异地就医的想法，尝试通过网络向老钱问诊。

那一天，我早早上床，趁着老公洗漱的时间，颤抖着双手，把自己的求医经过一一向老钱陈述，还翻出手边能找齐的所有检查报告单，一并发了过去。

让我意外的是，没过多久，手机就收到了"医生已经回复"的提示。

我激动地点开回复认真阅读起来，字里行间都能感受到这位素昧平生的医生真诚的关切和抚慰。

和之前接触的常常在第一次面诊时就把我们当成"备孕困难户"的医生不同，老钱把我们视为普通的患者，根据检查报告单，他在回复中反复提到"没事""问题不大""不需要过度焦虑"。其实，持续多年的治疗让我十分清楚，以自己的身体状况，想要怀孕实属艰难，但老钱的话犹如一股清新的空气，让我几乎窒息的内心得到了些许喘息的机会。

我激动地把回复拿给兵辉看。虽然不能仅凭借一次网络问诊就确定这位医生一定能帮助我们顺利怀孕生子，但直觉却让我和兵辉都动了心。我尝试着向他提议："要不，我们去见他一面？"

老公若有所思地应我："嗯，可以试试。"

我的心，欢呼雀跃！

这几年，伴随就医备孕而来的各种监测、检查、面诊、治疗，让我不得不时常向单位请假。对我而言，辞职备孕带来的经济压力和精神压力是无法承受的，我需要工作，我们这个小家庭的未来也需要我坚持工作！所以，哪怕要承受就医的辛苦和治疗的不适，哪怕被并不知情的领导和同事误解我对工作"不够用心"，我还在努力坚持着，在尽可能少影响工作的前提下，一边上班，一边就诊。

我不敢想象，以后倘若孩子、工作两头空，我该怎么办？

决定去异地就医后，老天似乎也在考验我们。

先是几年不遇的暴雪导致列车停运，再是冬日里的暴雨导致交通拥堵，去往异地的行程一改再改。

终究，天遂人愿，我们见到了老钱——那个网络上熟悉的陌生人。

默默看完所有的检查报告，老钱明确地告诉我，我的卵巢功能不好，建议直接采用试管婴儿技术进行辅助生殖。

我求之不得，连连点头。终于进入实质性阶段，我和兵辉渐渐重建信心。

经过了再一次全面系统的检查，老钱为我制订了灵活短方案促排卵。老问题重现——我的卵泡依然无法成熟！不仅如此，促排卵期我还出现了出血现象。

我的心又慌了，担心悲剧重演，担心一切努力都是徒劳。

老钱却很淡定，他精心调整了我的用药。几天后再做 B 超，成熟的卵泡神奇地出现了。

人生就是这样，新的担心总会不断替代旧的担心，卵泡成熟了，我又开始担心起卵泡的数量与质量。

每一次，老钱都会说："没事！"，这让焦虑了几年的我和兵辉感到无比踏实。每一次往返家乡与医院间的旅途因此变成了愉快的希望之旅，疲惫、奔波和焦虑被渐渐化解。无论是就医心态，还是身体状态，似乎都在悄然向好的方向发展。

确定了取卵的日期后，我小声问老钱："医生，是您帮我取卵吗？"

老钱想了想说："到时候看吧，我知道了。"

虽然没有许诺，但是我预感老钱会帮我取卵。

结果真是这样！术前准备完毕，不一会儿，老钱就步入了手术室。看到他，我心里又添了一分踏实。

老钱一边寻找话题和我聊天，一边实施手术。

在取前两枚卵泡时，产生的不适还在可以忍受的范围内，但第三枚卵泡的位置不好，手术操作特别困难，我的疼痛感也格外强烈。

于是老钱一边手术，一边鼓励我："马上就好了，再忍耐一下，你的卵泡不多，咱们一个都不能放弃，没准儿这次就成功了呢。"

顺着他的话，躺在手术台上的我开始沉浸在对未来美好的憧憬中，疼痛感好像减轻了，不知不觉中手术也结束了。

取三配三！虽然数目不多，但质量很好，百分之百的成功率！我和兵辉的信心更足了！

在满心等待移植的时候，老钱却提议我先做个宫腔镜检查，原来他一直对我输卵管造影片上的那块阴影心存疑虑。

检查结果提示我的宫颈粘连比较严重，需要放置宫内节育器，待三个月后取出宫内节育器，依据治疗效果再考虑移植的事宜。

老钱安慰我："好事多磨，别急！"有了这句话，我原本又生出的担心和疑虑一下就消散了！

三个月后，移植两枚冻胚，失败。随之而来的自然是失望。

这一次，老钱为我增加了免疫治疗。虽然深知往返奔波之苦，但是为了保证治疗效果，我们决定留在异地住院治疗。

七年了，也许这次是我们最后的机会。还剩下一枚胚胎，哪怕依然要面对失败，我们还是选择继续坚持治疗，无怨无悔。

重新进入 FET 周期时，我问医生是否需要重新促排卵，医生说："最后那枚胚胎质量不错，用超长方案准备内膜，同时进行免疫治疗，咱们继续尝试！"

> 子宫内膜是胚胎的土壤，宫腔粘连、子宫内膜息肉等问题会导致妊娠失败，因此在移植前进行宫腔镜检查，处理好宫腔问题显得尤为必要，解决好土壤的问题，种子才能扎根，发芽。

当月，我接受了第二次胚胎移植。

在手术台上，老钱对我说："这是你的最后一个'宝'了，但愿这次能够成功，结束你的艰难备孕历程！"

"如果真的一切顺利，那将是多么美好的事啊！"我喃喃地应着。

胚胎移植结束后，当天我和兵辉就乘车回家了。

虽然医生一再强调胚胎移植后要"正常生活"，但是一路艰难，行至此刻的我还是不敢太过"正常"，一直熬到移植后第五天才敢洗澡。

胚胎移植后的生活建议和注意事项

1. 正常生活，调整心态，保持放松，避免焦虑紧张。

2. 健康饮食，多吃蔬果，保持大便通畅。

3. 适当休息，避免剧烈运动，不要过度劳累，也不要卧床不起，3个月内不宜进行性生活。

4. 遵医嘱服药，不得擅自停药。

5. 观察移植后症状，如出现腹胀、呼吸困难等并发症应及时就医。

等待"开奖"的日子，是个奇特的过程。

前半段，充满希望，小心翼翼；后半段，心如火焚，每一天早起都会期待结果。

或许是经历了太多失败，如今已经不敢抱太大希望，这一次等待"开奖"，我的心态反而相对放松，与第一次相比，这次我真是一点儿感觉都没有。

一方面，我不断用医生的话安慰自己："不要对症状、不要找感觉，一切以第 14 天抽血 hCG 检查结果为准"；另一方面，我又忍不住想，这次肯定又失败了，干脆停药吧。

我不停地给自己做心理建设、降低预期：反正都七年了，只经过一次促排卵，用最后一枚胚胎完美收官，这种幸运还是不要奢望了……我甚至已经开始在脑中安排辞职备孕的细节。

幸运的是，当晚那支验孕棒给了我信心。

没想到，我不需要辞职，不需要去异地，属于我的小天使就这么稳稳当当地来了！

我不敢相信自己的眼睛，这一次是真真切切的两条红线！

一次、两次、三次……我反复测试，每支验孕棒上都是颜色鲜明的两条红线！

我努力按捺着心底的激动，不让自己的情绪有太大波动。但我实在害怕再次出现生化妊娠，所以没等到第 14 天，在验孕棒测出两条红线的第二天，也就是移植的第 10 天，我就去医院抽血查 hCG。

妥妥的，我怀孕啦！

第一时间，我把这个好消息告诉了我的妈妈。

天知道，这一次的移植，我在心理上背负着怎样的疼痛与纠结！

不久前，我的妈妈被确诊为皮肤癌。在我这次接受胚胎移植前，妈妈刚做完手术。在她手术前的那段日子，白天，我会像医生安慰我那样一次又一次地告诉妈妈"没事，没事"；夜晚，当妈妈和家人入睡后，我只能悄悄把头埋在被窝里无声哭泣……在自己奔向当妈妈的征途中，我太害怕失去我的妈妈了！

所幸妈妈手术顺利，恢复得也不错。知道我再次进行了胚胎移植，刚刚术后不满一个月的她坚持要来照顾我……

也许是母爱打动了上天，或许是整整七年的考验已然足够，我的愿望终于成真！怀孕以后的一切，对我们而言，就顺利了许多，也算是苦尽甘来吧！

感谢医生，帮助我成为妈妈！

感谢妈妈，教会我如何做一个好妈妈！

感谢兵辉，和我一路并肩，为爱而战，从不言退！

感谢宝贝，选择我做妈妈，我会用整个生命去守护你！

感谢自己，纵然历经磨难，却从未放弃！

B

下雨了，我在回家的路上，望着车窗外的车水马龙，努力让高速运转一天的大脑放松下来。

一早开始的门诊，面诊了 127 位患者，中间穿插做了五个取卵和四个移植手术；中午休息一会儿，下午三点钟就赶往会场讲了一小时的课；刚刚，结束了一天的工作，我突然有些无所适从。

透过车窗，看到外面充满现代感的建筑，看着路上行色匆匆的时尚男女，我都会产生一种淡淡的紧张和无助感。是年龄大了吗，还是每天的工作太过单调？

上午门诊结束，小叶和兵辉夫妇结束了他们近一年在高铁上南来北往的双城生活，正式"毕业"了。

他们告诉我，这一年来虽然仅高铁车票的花费就不少，来回奔波也确实辛苦，但比起之前六年的身心俱疲和诸多无果之痛，小叶顺利怀孕让这一年的辛苦变得非常值得。

"非常值得"这四个字，对我来说已是最大的鼓励和安慰。

今天上午还有一对初诊患者，已经在两家医院经历了三次不同方案的取卵和六次移植。大致看完他们的病史，我认为还是有把握通过有针对性的治疗帮助他们成功备孕。

也许是经历了太多次治疗，和其他初诊患者全盘接受的态度不同，他们一直追问我会为他们制订怎样的治疗方案，新的治疗方案和他们已经用过的治疗方案有何区别？

我特别理解这类辗转多院的患者意欲打破砂锅问到底的执着。是啊，看起来相似甚至相同的药物以及名称差不多的治疗方案，已经在别处失败了，为什么换个地方还要重新来过？

我只能告诉他们，每一个医生都会根据自己的经验，结合他们此时此刻的病情，在那些看似大致相同的治疗方案和药物上，作出适合他们的个性化调整。

刘小叶是通过网络找到我的，我亦十分珍惜这份信任。

其实，我特别怕接待外地患者。不孕症的治疗往往耗时长，需要坚持复诊，这本已经不容易，如果再加上路途遥远，就更是难上加难。这些既会给患者带来不便，也会在无形中对我产生重压。如何在保证医疗效果的同时尽可能兼顾患者的就医感受，相信是每个生殖科医生分外在意的问题。

曾经的我面对患者会非常矛盾：一方面，同理心让我能够对患者的痛苦感同身受；另一方面，我总会提醒自己适当疏离于这种情感的注入，更加客观理性地面对患者。在患者眼中始终神采奕奕、信心满满的我，其实内心充满了疲惫和压力。

现在，我开始逐渐明白，作为医生需要承受的压力很多，一颗能及时清空的简单的心，才能让我放下羁绊和重压，一直向着内心的目标前行。

人到中年，我有意识地让自己的生活变得简单；坚持运动，以保持充沛的体力；尽量回家吃饭，让家的味道抚慰我的内心；保证正常作息，缓解工作的疲劳；偶尔小酌一杯，舒缓紧张的情绪……如此，我才能保证每天清晨的满血复活。

对医生而言，人生最大的意义莫过于患者对就医过程给出"非常值得"的认可，我所做的一切努力，也都是为了这四个字。

患者心态的调节，在不孕症的治疗中显得尤为重要。

为了怀孕，赵兵辉、刘小叶夫妇经历了整整七年的求医问药，身心疲惫程度可想而知。有时候，哪怕是相同的患者、本身情况并未改变，在不同医生处采用相同的治疗方案也会产生不同的治疗效果，我想这与医生发自内心的亲和力、同理心息息相关，这从侧面证明医生帮助患者缓解不良情绪、减轻压力可以在一定程度上对治疗结果产生积极影响。

和赵兵辉、刘小叶夫妇一样，今天这对打破砂锅问到底的夫妇其实需要的并非更多的专业理论阐述。在导致不孕症的病因中，心理因素的占比接近30%。因此，在与患者沟通和交流时，尤其是对初诊患者，医生应该首先从心理上舒缓他们的压力，这样做常会起到事半功倍的效果。

我想，这就是医生"有时去治愈，常常去帮助，总是去安慰"的原因吧。

很多人也许会感到奇怪，一场少时的车祸为什么会导致刘小叶的闭经和不孕？这种情况确实很少见。但在特定状态下，突发车祸对人精神的刺激，以及车祸导致的创伤等，都会对人体的内分泌功能造成影响，特别是垂体功能。垂体功能减退会导致女性继发性闭经以及卵巢功能减退。

事实上，绝大部分需要采用试管婴儿技术的患者只需要常规促排卵方案即可，但有些特殊情况，如多囊卵巢综合征，以及像刘小叶这类垂体功能减退导致的闭经或卵巢功能减退的患者，用常规促排卵方案很难形成优势卵泡，即便使用试管促排卵方案也并非易事。

女性下丘脑、垂体与卵巢之间相互调节，相互影响，形成一个完整而协调的神经内分泌系统，称为下丘脑 - 垂体 - 卵巢轴。下丘脑合成和分泌 GnRH，通过调节腺垂体的 FSH 和 LH 合成与分泌达到对卵巢功能的调控，而这条轴上任何一个环节发生障碍，都会引起卵巢功能紊乱，影响月经及排卵。

针对这种情况，首先需要调整患者的情绪，舒缓其心理压力。进入促排卵周期后，我针对她的具体情况对药物的种类及剂量进行了优化调整，不仅获得了成熟的卵泡，且质量非常优秀。

后来，她之前促排卵的情形再次重演，卵泡生长缓慢，而且由于雌激素不足，在促排卵期她一直存在淋漓不尽的子宫出血症状。在促排卵的第8天，依然没有优势卵泡发育。既往的失败经历，加上往返奔波的辛苦，让刘小叶开始焦虑起来。

我一方面在鼓励她、帮她打气，另一方面则用过往患者的成功经历帮她重建信心。

考虑到刘小叶卵巢功能减退的病因，即使加大传统促性腺激素 [卵泡刺激素（FSH）、黄体生成素（LH）] 的剂量也已经无法促进卵泡进一步生长，于是我决定为她添加低剂量的人绒毛膜促性腺激素（hCG），一方面，人绒毛膜促性腺激素有较强的黄体生成素效力；另一方面，此药价格相对较低，即使尝试失败也不会给患者增加经济压力。

加药3天后，3枚卵泡发育成熟，刘小叶顺利闯过了第一关。

在不孕症的所有病因中，让医生感到最束手无策或者说最无能为力的就是卵巢功能减退，因为人不可能返老还童。

生殖科医生总是会利用一切机会提醒患者：虽然可以通过一些方式适度延缓卵巢功能减退的速度，但是卵巢功能减退的进程不可逆。女性一旦被确诊为卵巢功能减退而又有怀孕的需求，就应该尽快进行系统治疗，必要时考虑人工授精和试管婴儿技术。

对确诊为卵巢功能减退的患者，医生唯一能做的就是和随时可能呈断崖式下跌的卵巢功能赛跑，帮患者尽快怀孕。

未到绝经期的女性如果突然出现月经周期、月经量改变，一定要予以重视，必要的情况下要找专业医生评估导致月经改变的原因，明确是否存在卵巢功能减退。

卵巢功能减退的原因大致有以下五种。

1. **遗传因素**　患者可能存在染色体异常或基因突变，进而导致卵巢功能减退。

2. **免疫因素**　大约20%的患者可能伴有自身免疫性疾病，进而导致卵巢功能减退。

3. **感染因素**　感染部分细菌、病毒可能引发卵巢功能受损，进而导致卵巢功能减退。

4. **医源性因素**　特定部位的手术以及放化疗等可能导致卵巢功能受损，进而导致卵巢功能减退。

5. **其他因素**　过度吸烟、快速减肥、肥胖，或心理压力过大、心理创伤、精神紧张、抑郁焦虑、失眠等，都可能对卵巢功能造成影响，进而导致卵巢功能减退。

很多年前，我曾经劝退过一位卵巢功能减退的患者。当时的我，在当时的医疗条件下，认为她生子无望。许多年过去，我依然无法忘记她走出诊室时的背影，她离开时绝望的目光至今深刻在我的心底，像是悬在我心头的一把利剑……

正因为这段往事，让我不再敢轻易放弃，我清楚知道，于患者而言，如果连医生都放弃了，他们会是一种怎样的心境！

即便经过努力，患者依然未能成功得子，但我还是希望能陪伴他们共同走过这样一段路，让他们可以平稳地从求子的征途中转向，继续探索之后的人生。毕竟，即使没有生育自己的后代，他们也应该继续好好生活下去……

卵巢功能减退患者的每一个卵子、每一枚胚胎都很珍贵，决定进行胚胎移植前必须特别谨慎，综合考虑各方面因素。在刘小叶取卵 3 枚，后获得 3 枚可移植胚胎后，我注意到她之前的输卵管造影片上有一块阴影，怀疑可能存在宫腔粘连，因此建议她先进行宫腔镜检查。

目前，子宫输卵管造影是评估宫腔形态以及输卵管通畅程度的有效方法。医生建议患者做检查的目的是及时发现问题并据此制订下一阶段的治疗方案。既然造影片上已经提示患者存在宫腔粘连，那就要首先排查而不急于移植胚胎。像刘小叶这种胚胎不多的患者，即使既往资料并未提示其宫腔可能存在问题，但医生往往还是倾向于建议患者在胚胎移植前进行宫腔镜检查，以排除影响胚胎移植的不确定因素。

宫腔粘连是不孕症的一种常见病因,主要由于宫腔手术操作或者先天发育以及内分泌失调等原因引起。目前,针对宫腔粘连的有效治疗手段是在宫腔镜下进行手术以尽可能恢复宫腔的正常形态。在术中,如果粘连轻微,则会松解、分离粘连的宫腔;如果粘连严重,则会为患者放置宫内节育器,待3个月后复查以确定是否能够进行胚胎移植。

需要注意的是,即使做完宫腔粘连松解术,倘若未能尽快怀孕,粘连复发率约为62.5%,必要时需要再次进行手术。

正常情况下,如果精子和卵子在一个存在粘连的宫腔内相遇,子宫内膜回声不均,甚至线性发生改变,这样的宫内环境会大幅降低胚胎着床的概率。

> 精子和卵母细胞相遇于输卵管,结合形成受精卵的过程称为"受精",受精后6～7日胚胎植入子宫内膜的过程称为"着床"。

珍惜每一枚胚胎,因为那是满载生命希望的种子。刘小叶第一次两枚冻胚移植失败后,剩下的唯一一枚胚胎情况还不错。我要做的就是有针对性地找到上一次失败的可能缘由,进行哪怕只有些许的尝试性改变。

考虑到第一个周期的胚胎质量和子宫内膜厚度都没有问题,如果一味重复第一个周期的操作,很可能会再次迎来失败,所以在第二个周期,我决定选择超长方案来准备内膜。所谓超长方案,就是利用降调药物抑制患者的卵巢激素水平,让患者2～3个月不来月经,以此抑制子宫内膜上一些不明的、不利于胚胎着床的因素。

很多经过多次尝试失败的患者,往往是在彻底不抱希望、"消极"等待后成功受孕的。

在第二次胚胎移植前，刘小叶问我要不要重新开始促排卵，我能感到她的信心不足。

我说："不用！再试试！"

她说："好，大不了从头再来！"

后来她说，其实那时她已经抱着"死马当活马医"的心态，并没抱多大希望。

看看，有时候失望和希望就是一念之间。对于备孕这件事，好的心态真的太重要了！

她还告诉我，在我一再强调"正常生活"的前提下，她居然移植后5天都没敢洗澡！我和她开玩笑说："幸好现在天气凉爽，这要是在夏天5天不洗澡，身体散发出的异样'芬芳'，就算她自己不介意，想必枕边人也会有意见。"

再次强调一下，胚胎移植后，除了动作慢一点儿之外，完全可以正常淋浴，只是不建议盆浴，因为盆浴会增加盆腔感染的概率。请大家记住：移植后一定要正常生活！

至于如何理解"正常生活"，其实就是没考虑怀孕之前，大致生活习惯是怎样的，除去那些不健康的，如熬夜、饮酒、吸烟之外，其他的一切照旧就好。

简而言之，就诊生殖科得来的孩子和正常自然怀孕的孩子一样，只可能更优质，不可能更脆弱。刻意小心，甚至为此改变生活习惯，反而不好。

最后说一句，关于移植后是否怀孕，一切以移植后两周的血液检查报告为准，不要相信任何感觉和症状。

我们坚信，时机到了，"好孕"自然会来，就像生殖科医生和他们的患者一样，即便跨越千山万水，总会相遇。

从生死边缘
重生

患者档案

女方： 马娟娟，46 岁。

男方： 王洪波，50 岁。

病因： 女方卵巢功能减退；男方情况未明。

累计治疗时间： 3 年。

治疗经历： 既往曾在多家医院就诊无果。目前的治疗方案：卵泡刺激素（FSH）8.33IU/L，黄体生成素（LH）3.17IU/L，雌二醇 44.0pmol/L，双侧基础卵泡数量 8～10 枚，糖类抗原 125（CA125）39.55ng/mL。第一个周期以超长方案取卵 11 枚，采用第一代试管婴儿技术受精 9 枚，获得 9 枚优质胚胎，移植新鲜胚胎，双胎受孕后胎停流产，行宫腔镜检查，之后进行三次冻胚移植未孕。第二个周期以超长方案取卵 4 枚，受精 3 枚，全部囊胚培养失败，未移植。第三个周期以灵活短方案取卵 2 枚，受精 1 枚，移植 1 枚，临床妊娠。

目前情况： 单胎妊娠，足月分娩一健康女婴。

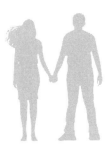

$$\boxed{A}$$

望着眼前还不满九个月就开始牙牙学语的女儿，我的心百感交集。

就在刚才，她突然叫了声"妈"，我愣住了。随即，我把她紧紧搂在怀里，止不住的泪水滚滚而出。

四年了，我的儿子小勇，已经走了四年了！我终于又听见了这一声"妈"，是叫我的，在我原本快要当奶奶的时候……

回忆往事，恍若隔世。

24 岁那年，我和已经 28 岁的老王结婚。

不知为何，婚后第四年我们才有了儿子小勇。那时候，好多同学、同事的孩子已经快上小学了。

对于小勇的出生，两家父母都特别高兴，虽然我们不想兴师动众，但老人们还是坚持摆了整整十桌百日宴。

我永远忘不了那一天……

高考刚刚结束，小勇一回家就兴冲冲地告诉我他要去当兵。当时，我正在厨房里忙活，于是就随口应了句"怎么想起当兵了？好好上你的大学"，未作多想。

晚上，他爸按时下班回家，等我做好饭菜叫他吃饭时，才发现小勇没在家。出事后，我拼命回忆，却只记得当时小勇好像靠在厨房门边想了一会儿，接着就转身回屋了，至于他什么时候出门的，我完全没有印象。

小勇很少出现不打招呼就出门，到了晚饭时间还不回家的情况，于是我们在家等了一会儿。当我准备出门去附近同学家找他时，家里的电话响了，电话里一个声音对我说，我的儿子小勇正在医院抢救……

放下电话，我们的脑子乱成一团，不敢相信小勇真出事了。也许刚才的电话只是一个恶意的玩笑，一定是！

然而，当我们赶到医院的时候，小勇已经永远离开了我们。

事后，小勇的同学告诉我，当天小勇去他家借一份空军招收飞行学员简章，不巧当时他的那份被另一个同学借走了，于是小勇联系了那位同学，问了地址，取回了简章，就在小勇带着简章骑车回家的路上，他被车撞了……

小勇一直是个听话懂事的孩子，我们一家人都特别宠他。我想，他一定是特别想当飞行员，不然怎么会那么着急出门，想找份简章来说服我。我曾无数次懊恼悔恨，如果当时我不是随口敷衍，是不是小勇就不会着急去同学家借简章，也就不会被车撞了……

从来，在小勇的人生规划上，我和他爸都十分尊重他的个人意愿和选择。我从来没有，也来不及和他说起的，是我曾经的一位小学同学，就是在参军入伍后的一次飞行中出了事。所以我一听到小勇要考飞行员，这段记忆就被瞬间唤醒，才会反常地、不由分说地打断了小勇后面的话，我真后悔啊……

悲剧发生后，作为妈妈，我真想一死了之，去陪伴我那刚满18岁的儿子！可是，我还有老王，还有我们的父母，作为妻子，作为女儿和儿媳，我不能把更大的痛苦留给他们。我必须活着，只能活着，无可奈何地活着……

那几年，我和老王最害怕的就是过节以及一年一度的高考。我回避了所有社交，甚至连班都不想去上。直到有一天，无意间在网上看到了"失独家庭重生计划"，仿佛点亮了我心里的一盏灯。

我和老王商量，虽然我已经45岁，希望不大，但还是想试试。老王默许。就这样，我们没有告诉任何人，选了一个普通的周六，到医院挂号、登记，很快见到了医生。

三年了，我曾经像祥林嫂似的在心底一次又一次地懊恼和后悔，总是想"如果我当初没有……小勇就不会发生意外，现在没准儿他快大学毕业了、谈恋爱了，甚至准备结婚了"。我讨厌一遍又一遍不停对自己、对老王、对身边的亲人诉说，却深陷其中，无法自拔。

到了医院，当我见到诊室外等候的比我们年轻很多的夫妇时、当我见到医生老钱时，我除了流泪，一句话都说不出来。

老钱默默地等待着我舒缓情绪，诊室里只有我和老王以及老钱与他的助理。

老钱问："你们是想再要一个孩子，对吗？"

平复了一下激动的心情，我慢慢放松下来，听完老钱的话后连连点头。

老钱没多问任何问题，而是笃定地告诉我们："只要月经正常、排卵正常，就有希望再生一个孩子。你们先做些必要的检查，然后尽快进入促排卵周期，试一试。"

就这样，一次简单的面诊，一次高效的沟通，医生真诚的笑容、清澈的目光，以及言语间流露出的自信和沉稳，重燃起我对余生的希望。这希望虽然微弱，但弥足珍贵。

我开始注意自己的健康，清淡饮食、规律作息，每天和老王一起做些力所能及的运动，在这个过程中我明显感到自己的身体和精神状态都好了很多。

在等候就医的时候，我极少主动和其他患者交流，候诊区的护士和小勇年龄相仿，我时常定定地看着她们，想起我的小勇。

护士们对我格外耐心，经常一遍又一遍给我讲解就诊的注意事项，告诉我大家一定会竭尽全力地帮助我们，同时也委婉地提醒我"难度不小，还是要做好两手打算"。

待各项检查结果回报后，根据我的情况，医生为我制订了超长方案促排卵。

幸运的是，我居然第一次移植就成功怀孕，还是一对双胞胎，这是我完全没有想到的结果，连老钱自己都感到意外。

我一边小心翼翼，一边忐忑不安。好些还没来得及深思的问题涌上心头。双胞胎固然好，可是我这个年纪怀双胞胎，万一有个闪失怎么办，我们应如何才能好好养育这对双胞胎……一想到这些问题，就让我们感到压力倍增。

可能是感应到我这个妈妈还没有准备好，怀孕后我的 hCG 水平一直不是特别理想，到第 8 周时，我流产了。

所有的医护人员都为我感到遗憾，可奇怪的是，我心里居然感到了一丝如释重负。

因为月份小，在医生的建议下，我采用自主运动的方式实现了自然流产，最大程度地减少了流产对身体的伤害，为身体恢复、重新促排卵争取了时间。

大部分的孕早期胎停育是可以自然流产的，这样可以避免清宫手术对子宫内膜的损伤，当然如果出现大出血，要及时就医。

在调养身体的那一个多月的时间里，我和老王聊到了很多之前没有想过的具体问题——第一次移植就成功受孕，直觉让我感到成功也许离我们不远。既然我们决定再要一个孩子，那么之前对于余生的设想就要作出相应调整：我们需要工作更长时间、更加细致地维护身体健康、提前想到应对未知突发事件的策略……即便如此，我们对孩子的未来依然很可能无法做到如小勇那般的规划和照拂。

毕竟，我已经 45 岁，老王已经 49 岁，等这个孩子长到小勇那么大时，我 63 岁，老王 67 岁。到那时，我们肯定无法保持四十几岁时的精力、体力和能力。作为父母，怀孩子虽然不易，但往后的生养及教育等问题却更需要费心思量。

我曾经在网上看到过失独母亲在六十多岁再次生育孩子的报道，那位母亲说如果能够重来一遍，一定不再生了……生活的艰辛、对孩子未来的焦虑，跃然而出。

所以这一次，为了孩子，我们需要考虑得更周全，承担起父母应尽的责任。

年长我四岁的老王其实也在犹豫：如果现在放弃尝试，我们以后会不会后悔、会不会有遗憾，我们的余生将怎样度过？

"至少，你现在的状态真是好了很多"，老王说。

这段时间以来，我觉得生活又有了奔头。作为未来孩子的父母，我们的年纪确实不小了；但人生漫漫，我们还有很长的路要走，不能就这样一直活在小勇逝去的阴影中。

我和老王决心继续尝试。

我暗暗庆幸能参与"失独家庭重生计划"，参与计划的失独夫妇只需要承担药物费用，其余大多数费用是减免的。对我和老王来说，"失独家庭重生计划"让我们切实感受到了来自政府和社会的温暖、关爱。

不幸之中的万幸，我们怎能不努力？

失去小勇的这些年，我们已经习惯保留着他的房间、他的餐位，时不时像他还在的时候一样，和他说话、交流，包括决定再生一个孩子这件事。每一次、每一步的尝试和结果，我们都会告诉他。

我清楚，小勇已经走了，但又觉得他好像还和我们在一起，只不过我们看不见、摸不着他罢了。

每次移植后，我们都会在儿子的房间就寝。我们始终相信，小勇一定会乐于看到妹妹或者弟弟的到来，并会保佑他健康成长。

之后的几次移植，结果都是失败，我们开始意识到成功绝非想象中那么简单。但我们不想放弃。

借着中秋全家相聚的机会，我们把参加"失独家庭重生计划"的事儿告知了双方老人。他们和我们一样，既高兴又犹豫，既期待又担心。为了不给我们增加压力，他们虽然内心顾虑重重，嘴上却总是说："随缘就好，不要强求。"这更坚定了我们的决心。

医生认为第一次促排卵方案对我来说比较合适，第二次尝试的时候，只需要在第一次的基础上作出一些针对性的调整就可以了。

医学上的事情，我们完全不懂。但是几个月以来，见到那么多来自五湖四海的不同年龄的患者不惜时间和金钱赶来就医，我忽然发现，原来很多人认为顺理成章的事情，对于另外一些人竟会变得异常艰难。

第二次，从促排卵、药物反应到最后取卵、受精、胚胎形成，结果都不理想，收获的只有一枚质量等级不算高的胚胎。

医生建议我们试试囊胚培养，认为这样一来可以免去新一轮的身体耗损，二来可以争取在得到不良结果后快速进入下一个取卵周期。

> 囊胚的形成在形态上经历了细胞融合、囊胚腔出现和囊胚腔扩张过程，只有好的胚胎才具有发育到囊胚的潜能。经过囊胚期的筛选，好的囊胚比卵裂期胚胎具有更高的种植成功率。

遵医嘱的同时，我已做好了最坏的打算——重新开始。

果然，囊胚培养失败。即使内分泌情况、卵巢储备看起来比同龄人要好，但年龄大、卵巢功能减退、卵子质量变差……人体衰老的自然规律在我身上同样适用。

经历了两次超长方案促排卵，医生也意识到在后续的方案制订中要更多考虑我的年龄因素。他当机立断地决定换用时间短、费用低的灵活短方案，争取尽快有个好结果。

说句心里话，半年多的就诊过程，于我，更像是一场心灵疗愈之旅。

我们重燃希望，调养身体，重视身心健康，走出家门，重新融入社会。在经历了两次取卵、四次移植失败后，我甚至想主动提出"算了"。但是，面对医生为我们精心调整的新一轮方案，我忍住了这两个说出来很简单的字。也许，是三分不甘，更是七分不忍。

第三次促排卵，从促排出的卵泡数量上看，似乎没有第一次多，但医生告诉我："关键在质量，质量好，一个就够了！"

第一次取卵，我是懵懂的，觉得自己生过小勇，不该在生孩子这件事儿上有什么需要治疗的"病"，所以心态特别轻松，重点在于，我们走出这一步，就是希望。

第三次取卵，是在经历了第一次特别短暂的成功和第二次在高龄情况下算是理所当然的失败、挫折后，我们有了顺其自然的心态。

心态真的特别重要！正如医生所言——"质量好，一个就够了"。第三次，取卵 2 枚，形成 1 枚可移植胚胎，移植 1 枚，成功！

生活不容"如果"，"如果"虽会带来绝望和心碎，也会带来重生和幸福。

眼前这个小女孩儿正在我怀里熟睡。她不知道，在她到来之前，这个家里发生了什么，但她之后会明白，爸爸、妈妈和已在天国的哥哥，会倾尽全力爱她、守护她。

我们是不幸的，小勇的离开让我们的生活一度陷入绝望；如今，我们又何其幸运，小女儿的到来让我们的余生再次沐浴在希望之中。

坦率地讲，我曾在心里将"第四次"设为尝试的终点。即使无果，心已释然，"失独家庭重生计划"公益项目的目标，于我已经达成——从生死边缘重生！

B

今天上午，我见到了一对失独夫妻，大概是看到之前有其他患者带着刚出生不久的孩子来看我，触景生情，从进入诊室开始就一直在哭泣，嘴里念叨着他们逝去的孩子很优秀，本该今年参加高考……

作为一位刚把孩子送进大学的父亲，我对患者的遭遇感同身受，内心不免酸楚。我知道，此时此刻再多安慰的语言都是苍白的、徒劳的，唯有默默倾听，在她停下的时候，轻拍她的肩膀来表达我对这种人间至痛的理解……

这些年，由于工作的关系，我接触过几对失独夫妇。白发人送黑发人，人生之大悲哀，唯一的孩子不幸逝去，作为父母的他们承受了无法想象的痛苦。

我记得有一位失独母亲，由于太过思念逝去的儿子，于是将自己和儿子的社交账号分别登录在电脑屏幕的两侧，左边是儿子，右边是自己。她常常在两个社交账号分别输入文字，通过这种方式与逝去的儿子"对话"，寄托哀思。由于情绪郁结，这位母亲闭经长达半年，这种对内分泌系统造成的重大影响成为她再次生育的阻力。

失独人群，年龄大多在 40 岁以上，"再生育一个孩子"是他们弥补伤痛的自救手段，也是从生死边缘重生的一线希望。

在快要颐养天年的时刻，却要将年轻时的生活从头来过，失独父母面对着精神和物质的双重困境。一方面，整个家庭可能已经为前一个已经逝去的孩子就医而倾尽所有；另一方面，高龄孕育以及不知有无结果的持续经济投入，又像个无底洞一样随时可能将他们吞噬。

精神状态、经济能力和年龄，可能对他们的内分泌系统造成巨大影响。现代的试管婴儿技术也许可以帮助他们，但在漫长的尝试之后，结果也许并不尽如人意，"难怀上"和"难保住"的客观事实常常磨灭了他们最后的希望。

随着年龄增长，无论男女，生育能力都会逐渐下降，女性则更为明显，常呈断崖式下降。一般从 35 岁开始，胚胎种植的成功率逐渐下降。35 岁之前，胚胎移植的成功率为 50% ~ 60%；35 ~ 37 岁，成功率为 40% ~ 50%；38 ~ 40 岁，成功率降为 20% ~ 30%；40 岁以上，成功率降为 3.5% ~ 10%；45 岁以上，成功率不到 5%。

尽管成功率极低，但对失独夫妇而言，这可能是他们唯一的希望和精神寄托。很多失独夫妇在意识到他们丧失了"再生育一个孩子"的机会后，徘徊在离婚、抑郁的边缘。倘若在他们失去孩子最初的那段时间，能够及时就医，而医生又能为他们提供一些有温度、有人情味的关怀，那么即使他们也许不能再生育一个孩子，但在此过程中也能走出绝望，这就是"失独家庭重生计划"的意义所在。

对于失独群体，医生要做的，不仅是克服技术层面的难关，更要在心理层面对其进行人文关怀，帮他们树立一个新的可能奔赴的目标，使他们在奔赴新目标的过程中淡化伤痛，重拾生活的勇气。

我清楚记得王洪波、马娟娟夫妇诊治的艰辛。经历半世风雨后再生育一个孩子，体力、精力、经济能力、家人的理解与体恤、社会的接受与包容，缺一不可。

如果再生育一个孩子仅是为了寻求精神寄托，这是不负责任的。初来就诊的失独夫妇，大多极少考虑到这一点。他们更多是想抓住辅助生殖这一棵最后的稻草，实现自救，任凭医护人员如何提醒、劝慰，都很难让他们先停下来想一想。

王洪波、马娟娟夫妇在经历失败后的冷静沉淀与主动反思令我十分欣慰。高龄生育，能怀上已属不易，更难的却是日后对孩子的照料、教育，以及由此而生的一系列现实问题。

作为父母，情有所依固然重要，但站在孩子的角度，如何面对自己幼龄时已经衰老的父母，以及发生不测后的生活，是失独夫妇作出再次生育决定过程中必须认真考虑的现实问题。

不久前，"失独家庭重生计划"中成功怀孕生子的一位母亲和我分享了她的新烦恼：当在人前被孩子叫"妈妈"时，面对周遭疑惑、探究的目光，她感到尴尬、别扭，不知道今后应该如何面对孩子的提问——为什么你和爸爸看起来比小伙伴的爸爸妈妈老？

马娟娟在成功怀孕后曾告诉我，他们在失败停滞的日子里已经冷静、理性地把孩子日后可能遇到的各种问题都想了一番，并通过信托机构、律师及相关部门工作人员了解了国家在此方面的政策。

以王洪波、马娟娟夫妇为例，他们再次生育的年龄分别为 50 岁和 46 岁，在小女儿 18 岁时，他们将分别是 68 岁和 64 岁。

在 68 岁和 64 岁之前，他们不仅需要继续为孩子的未来积累财富、努力工作，且不能有任何闪失，因为孩子尚未成年；即便孩子成年，他们能否帮助孩子成家立业、养育子孙，这都不得而知。

失独父母的体力与心智能否承担再养育一个孩子的辛劳？

照料和教育孩子的财力储备是否充足？

当孩子意识到自己的父母和小伙伴的爷爷、奶奶年纪相仿时，他们是否有帮助孩子缓解心理压力的准备？

在孩子未成年之前，万一双方或一方发生变故，如何保障孩子未来的生活和教育？

作为父母，你是否考虑了各种可能性以及应对办法？

在失独父母切实想到、想好这些问题之后，通过医患双方的共同努力，才可能达到成效最大化。作为医生，唯一能做的就是和时间赛跑，尽快实施辅助生殖治疗。

试管婴儿技术本身有一定的"准入门槛"，并非适合所有患者，而且并不能保证让所有采用该技术的患者都能如愿得子。更为残酷的是，年龄普遍偏大的失独夫妇往往不得不考虑"供卵自怀"这一最后的办法。在实际操作中，卵子库赠卵亦需要不短的等待时间。

如何申请赠卵

1. 需要供卵的患者，于夫妻双方初诊后，经生殖科全科室讨论通过后，在专职管理供卵工作人员处登记，方可进入供卵周期。

2. 为保障卵子、胚胎质量，赠卵者年龄不应超过 35 周岁；受者年龄不应超过 52 周岁。

---

3. 赠卵者在完成生育意愿后，相关临床检查结果正常，方可将剩余冻存的卵子捐赠他人助孕。

4. 受者在进入赠卵流程前，不应在医疗机构留有自己冻存的卵子及胚胎；一位赠者卵子最多供给两位受者妊娠并分娩，每个周期供给每位受者不超过 6 枚卵子。如果受者在赠卵治疗周期中或存在赠卵冷冻胚胎，则相应赠者卵子暂时不再赠予其他人。若第一周期已成功妊娠并分娩，该受者不再进行第二次赠卵治疗。

对于高龄夫妇来说，"供卵自怀"的成功率远比"自卵自怀"高，供卵可以解决高龄女性卵巢功能减退导致的卵子质量下降等问题。相比作为"房子"的子宫，作为"种子"的卵子对受孕成功率的影响更大。

"失独家庭重生计划"的目的是帮助失独夫妇通过与医护人员的沟通、交流，摆脱精神上的绝望，恢复对生活的信心；在此基础上，医护人员会根据他们的身体情况努力帮助他们"再生育一个孩子"。唯有明白"重燃生活希望"和"实现再生育"这一先后顺序，才有可能帮助失独夫妇走出人生绝境，实现真正意义上的"重生"，而"重生"并非仅依赖于"再生育一个孩子"。

作为医生，希望医学能够温暖他们近乎枯竭的心灵，以重生之光照亮他们的生命归途。

你若温暖，
好“孕”自来

患者档案

女方： 佳佳妈妈，31 岁。

男方： 佳佳爸爸，32 岁。

病因： 心理原因导致不孕不育。

累计治疗时间： 3 年。

治疗经历： 既往曾经接受中西医结合治疗，后经心理疏导自然
受孕。

目前情况： 自然受孕，单胎妊娠，足月分娩一健康男婴。

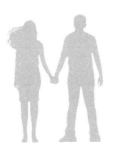

A

很多就诊于生殖科的患者组成了一个线上沟通群，群名是"孕育新生命"，我是群主。

很多人理所当然地认为我必定和生殖科医生很熟。实际情况是，我认识生殖科医生不假，比如老钱，也确实看过他的门诊，并且幸运地在他的疏导下很快通过自然受孕的方式怀上了儿子佳佳，但我很肯定，老钱应该已经记不得我这个匆匆而过的轻症患者了。六年间，我和他在"孕育新生命"这座"彩虹桥"的两端，迎接着一个个心怀期盼的成员，也见证了或得偿所愿，或前路未知的成员离去。

如今，儿子佳佳已快六岁，我作为"孕育新生命"群主也将近六年。

又快过年了，今天是年前最后一天上班。

一周多前，我和几个志愿者小伙伴去看望了抗战老兵张爷爷。

听说张爷爷会弹琴，大家集资为张爷爷买了一架电子琴作为新年礼物。电子琴虽然价格不贵，但胜在情深意长。张爷爷已经 99 岁，身体硬朗，那天他高兴地给我们弹琴，送给我们他亲手书写的"福"字，还邀请大家明年一起来吃他的百岁生日蛋糕。

佳佳由于上幼儿园而错过了这次看望张爷爷的机会。听说张爷爷快100岁了，佳佳千叮万嘱："妈妈，你一定要从我的新年压岁钱中留出给张爷爷定制一个大大的生日蛋糕的钱"。

我答应他一定记得，看着孩子稚嫩的脸和眼中真诚的光，我不觉视线模糊。

很多人并不喜欢老人身上由形象到抽象的"老人味儿"，可我似乎正好相反，特别喜欢和老人相处。我想，这大概是由于父亲当兵，我从小是由姥姥带大，和姥姥感情特别深厚的缘故。

我和父亲共处的时间本就非常短暂，后来父亲又忽然离世，这可能也在一定程度上加深了我的"老人情结"。

儿子佳佳出生刚刚半年，父亲就忽然因病离世，在父亲走后的很长一段时间里，我忍不住想，父亲才58岁，为什么突然生病，说走就走了？

直到一次偶然的机会，我有幸结识了抗战老兵张爷爷，在与张爷爷相处的过程中我逐渐走出父亲忽然离世的伤痛。

纪念抗战胜利75周年时，我作为南京民间抗日战争博物馆15号志愿者接受采访时曾说："与其说是我们帮助了这些抗战老兵，不如说他们帮助了我们。从和这些老兵的交往中，我觉得自己又多了好多爷爷、奶奶，他们给我很多安慰、温暖、包容和继续前行的力量。"

也许，每个人都会遭遇人生的低潮，但只要时刻保持一颗温暖的心、怀揣着对未来永远不凋谢的期盼，春天就不会走远，属于自己的好运就会自然而来。

明年，张爷爷该过他的100岁生日了，如果父亲还在世，应该64岁了，他如果能看到将满7岁的佳佳，应该会倍感欣慰吧。

和身边三十几岁才结婚的朋友相比，我结婚相对较早，那年我 25 岁，曜哥 26 岁。

周围有些朋友甚至连恋爱还没谈呢，我俩就火速结婚了。当时我俩都觉得自己年轻，关于什么时候要孩子，想想还是决定先玩几年再说。双方父母也觉得"你俩还小，不急！先磨合一下感情。"

初次备孕，是在婚后第三年，我 27 岁，一个似乎很容易心想事成的好年纪。

备孕没多久我就顺利怀孕了，全家人都非常开心。但好景不长，我在怀孕 40 多天时去医院检查，提示先兆流产。

头一次怀孕，啥也不懂，一看见"流产"两个字，就已经吓得半死。

那时，我偏执地认为只要初期有出血症状，医生就会给出"先兆流产"的诊断，完全不在乎孕妇能否承受。

果然，事情的发展完全符合我的预想，我人生第一次怀孕最终以流产告终。

清宫后，在妈妈和婆婆的精心照顾下，我遵照传统"坐了小月子"，养好身体就去上班了。

说实话，对于初次流产，当时的我对此并没有特别当回事。

流产后的第二年初，我再次怀孕！

有了上次流产的经验，这次我是万分小心，来不及高兴，第一时间去住院保胎。

怀孕后的第 37 天，我又被告知先兆流产，hCG 水平还是不理想。

后来的每一天，我都在打黄体酮，吃地屈孕酮，做梦都是"数值不好""保不住"，整个人处于崩溃的边缘！

怀孕第 70 天，B 超检查未见胎心，且孕囊开始萎缩，医生决定为我清宫。

清宫后，我逃也似的离开了医院，不仅因为流产，更因为恐惧。

> 清宫是用手术方法终止妊娠，包括负压吸引术和钳刮术。术者以宫颈扩张器扩张后，用负压吸引器吸宫腔，吸净组织后，用小号刮匙搔刮宫腔以达到清宫的目的。

经历了两次流产，眼看快到三十岁的我心里真急了，"怀得上、保不住"成了我的心病。第二次清宫后，医生告诉我，我的子宫内膜厚度只有 6 毫米。对怀孕这件事，我有了心理阴影，看到身边幸福的孕妇，听到朋友和同事分享其他人怀孕的好消息，对我来说变成了一种心灵折磨。

还好家人非常理解我，安慰我说"大不了不要孩子了"，但是我知道自己放不下那个做妈妈的梦想。在那段时间，我总是不停地想，为什么对其他人顺理成章地怀孕、生子，到了我这里就无比艰难？心里郁闷，脾气也暴躁起来。

今天是周三，忙里偷闲地看了一眼"孕育新生命群"中"好孕"的姑娘们分享着自己怀孕后的反应，在没有成功或者刚刚失败的姑娘们眼里，这多少有些"凡尔赛"。我曾经想过，将成功怀孕的姑娘们移出这个群，或者新建一个孕期沟通群。但是这个想法并未付诸实际，因为深思过后我觉得无论成功还是失败，都是求子路上的宝贵经历，如果仅是看到其他人怀孕就倍感压力，那么将来又如何能扛起作为母亲的责任呢？

我自己就是这样走过来的，所以特别懂得其中的心情。

第二次流产后，在一次闺密聚会上，姐妹们很自然地问起我的情况。我不想说却拗不过，于是简单说了两次失败的经历。

其中一个姐妹建议我去生殖科看看，她前后经历了三次不良妊娠，最终是在生殖科医生的帮助下怀孕生子的。

于是，备孕的第三年，我来到了生殖科的门诊。

由于我们一直在备孕，所以各种检查报告都很全面而且及时。正当我恍若梦游时，医生已经看完了我们的检查报告。

医生说："你俩的报告我看了，没有任何问题，放心大胆地怀！按时吃饭、规律作息就好了！"

面对送上门的患者，医生却直接说"没问题"？我和曜哥晕晕乎乎地走出诊室，望着走廊里熙熙攘攘的患者，忽然就开心起来："医生都说我们没事，那我们就是没事！没事还怕什么？"

温文尔雅，不急不躁，这是我初见老钱的感受。

后来的每一次就诊都被我视为一次和老朋友愉快的见面，之前流产的阴霾在我心里渐渐消散。

经过两个月的排卵监测，医生发现我排卵偏迟，大多数育龄期女性是在月经后 14 天左右排卵，而我差不多要在 22 天才排卵；于是老钱建议我们在排卵期内尝试自然受孕，如果怀不上再来医院进行促排卵。

> 排卵期一般为下一个月经周期前 14 天，月经周期长的人排卵期一般也比较晚。

心态一放松，我真就不把自己当患者了。看过三次门诊后，我的工作开始繁忙起来，出差、加班，让我几乎忘记了备孕这件事。

三个月后，工作终于告一段落，本准备再去生殖科面诊老钱，却发现那天刚好是我的排卵日。于是我和曜哥先做了"功课"，想着过几天如果来月经了再去就诊。

第四个月，月经好像推迟了几天，且月经量和之前相比有点儿不正常。隔了一天，我犯困严重，还有些烧心。下班后，我一口气吃了五根冰棒，回到家却全吐了。

老公怀疑地问："你是不是怀上了？"

我翻出试纸赶紧测——"两道杠"。

确认"中奖"后，前两次失败的阴影再次涌上心头。我们选择了附近一家医院进行保胎。

这一回，我一直住到孕后四个半月才出院，可能是因为这次的情况比较稳定，我的心情也没有前两次那么紧张，觉得医生和护士都非常善解人意，每天都在小心地呵护我和肚子里的宝宝……

我这才明白，前两次并非医生和护士存心吓我，实在是客观检查指标都不理想，医生才不得不给我打好"预防针"。

是否有必要住院保胎

大部分患者在门诊进行保胎治疗就足够了，少数出血多的、心情比较焦虑的，来医院就诊不太方便的，也可住院保胎。住院保胎和门诊保胎的治疗策略相差无几。

这次，我的整个孕期都算得上顺利，儿子足月出生。曾经觉得难到绝

望的事情，就这样在医生看似简单的安慰治疗后，修成了正果。

初见老钱时，他说："没有任何问题，放心大胆地怀"，这句话就像一根定海神针，给我牢牢定下了心锚。

这于我，是极大的抚慰，使在抑郁边缘徘徊的我重树信心，正常备孕。

儿子百日时，当时还很健康的爸爸提醒我："你应该好好感谢医生。"

我向正帮我照顾佳佳的婆婆讨教："我能为帮助过我的医生做点儿什么？"

婆婆说："我知道有好多像你一样的患者，时时刻刻都想请医生解答自己的疑惑，可这些问题又经常是重复的。医生都很忙，他们虽然想帮助更多的人，但是时间和精力毕竟有限。如果能建立一个辅助生殖患者群，医生把重要的科普知识发布在群里，这样不仅节省了医生的时间，也能让更多患者受益，你说对吗？"

听了婆婆的话，我若有所思，随即茅塞顿开。

再次见到老钱，诊室外面的患者更多了。

老钱笑呵呵地从我怀中抱过儿子佳佳，嘴里念叨着："看，我就说你们没问题吧！"

我内心感动，想不到老钱真的能记住我。于是我掏出准备好的"孕育新生命群"二维码，对老钱说："这是我建立的一个辅助生殖患者群，希望大家互相帮助，您看放在这里合适吗？"

老钱同意了。就这样，越来越多的姐妹加入了这个群。大家一起探讨备孕路上遇到的各种问题，相互支持、彼此安慰。

一晃六年，群里的姐妹换了一批又一批，进进出出不下几千人，其中的大部分于我，是网络世界里的好闺密，现实生活中的陌生人。

我很开心，也很荣幸，她们有问题都会来找我，有苦水也会向我诉说。

我不是医生，除了劝慰和倾听，真帮不了什么忙。但我知道，劝慰和倾听很重要！在这条漫漫求子路上，有命运相似的姐妹搀扶一下，内心就会坚定几分。

我始终坚信：爱出者爱返，福往者福来。愿每一个在求子之路上坚持的姐妹都能心想事成。

B

我不追星，却也有欣赏的演员。

春节刚过，被一位我欣赏多年的演员吴孟达罹患肝癌病危的消息触动、触痛。

27 年前，我的父亲去世，也是肝癌。那一年，我还在读大学。

在那一段懵懂、失意、消沉的青春岁月里，我常在吴孟达的无厘头喜剧里得到暂时的解脱，那种快乐至今难忘。

2021 年 2 月 27 日，吴孟达离世。周末，我窝在家一整天，重温了《逃学威龙》《大话西游》，达叔还是那个达叔，我却全程没笑，因为斯人已逝……

人的一生，注定会经历很多失意和沮丧。那些青春里、成长中的困扰和不如意，如同一潭死水，束缚着每一个人，但总有一些身在其中的人试图掀起波澜，努力改变现状。

在与失意和沮丧抗争的过程中，悲伤在所难免。有些人选择痛快流泪，而有些人则将情绪释放于寄托了某种温柔而情怀开阔的无厘头喜剧中。达叔的喜剧表演，给予我的，是欢乐、是解脱、是抚慰，更是力量。

达叔的离去，让我忆起曾经被他温暖过的青春岁月，想起与之同病早逝的父亲还健在时的温暖时光。

我经常会想，我之所以能成为今天的我，固然离不开父母的教养，同时也与我所生活的时代及其中的人密切相关。这些人，包括达叔，又不止于他。

上小学前，我生过一场大病——当时农村的说法是"脑膜炎"。在那个缺医少药的年代，父亲背着双腿无法走路的我，在家乡一所乡镇卫生院治疗，后来我不仅痊愈，而且奇迹般地没有留下任何后遗症。

好多年过去了，但是从病房窗外射进来的暖暖阳光，以及主治医生对我的呵护、关心，至今让我难以忘怀。每每想起，我的内心都会特别柔软，充满安全感。

从那时起，小小的我就感受到医院也是有温度的！

父亲健在时总是教导我做人要本分，要记住并感激帮助过自己的每一个人。

父亲说，有一次带我去看病，医生建议我住院治疗。因为离家远，忙到夜里一点多才安顿好。此时，我们父子俩居然除了早饭，一天没吃东西，饿得前胸贴后背。那时候，医院周边不像现在那么繁华，父亲背着我走了很久，终于看见唯一亮着一盏灯的人家。父亲犹豫再三，还是敲了门，开门的是一位上了年纪的老奶奶。听明来意后，老奶奶二话没说，就给我们下了一大碗面条，还端出一碗白菜烧肉给我们吃。聊天中，父亲得知老奶奶是一位退休教师，老伴儿去世了，独自一人生活。老奶奶不仅没有收下父亲给的饭菜钱，还一直在安慰父亲。

待我康复出院后，父亲特意从家里背了满满一袋花生去老奶奶家致谢，却吃了闭门羹。此后好几次，只要进城父亲就会去老奶奶家看一眼，却始终缘悭一面，但老奶奶带给我的友善和温暖，却让我铭记至今。

中考后，我进入当地最好的高中读书。当时父亲既要供三个孩子读书，还要赡养老人，压力很大。

懂事的我为了节省生活费，每次去食堂都会拣最便宜的菜吃，从来不敢买荤菜。当时，食堂里有一个负责打饭的老爷爷，我甚至都不知道他姓什么，每次都会给我多打一勺饭，偶尔还会偷偷颠半勺红烧肉给我。

我对此既惊又喜，惊的是陌生人的善良之举，喜的是终于尝到了久违的肉的味道。

毕业后每每想起老爷爷，我的心头都是暖暖的，遗憾的是后来再回学校，却没有在食堂见到他。

算来，如果他还健在，怎么也得八九十岁了。纵然毕业之后无缘见面，但他那份融融的善意却一直温暖着我。

这两位素不相识的老人教会了我以善待人，尽自己的力量去帮助身边需要帮助的人。

"孕育新生命"这个群的二维码作为我诊室的"标配"，已有六年时间。

很多患者会在初诊时扫一下二维码加入这个群，有些患者和我反馈说这个群对于他们来说非常重要，一方面，好多初级问题可以在群里姐妹们的帮助下顺利解决；另一方面，遭遇失败的时候，把苦水在群里倒一倒，听听群里姐妹们的安慰，心情也会开朗起来。

仔细回想才发现，原来群主就是那个通过心理疏导顺利得子的幸运儿。

原来，美好与美好是自带引力的。

佳佳妈妈说得特别对，作为医生，态度是一剂良药。因为医学是人学，医道重温度。医学的人文精神远远高于其技术属性。

在我接诊的患者中，如佳佳妈妈一般的不在少数。他们有的也许看过我的门诊，有的并没有，只是在网络上关注我，将我当作了解辅助生殖相关知识的窗口。

他们大多在观望中保持沉默，自觉关于生育如此自然的事情却需要求助医生，总不是什么值得广而告之之事。

偶尔，他们会忍不住给我发私信，这是他们小心迈出的第一步，有些人会在不久之后出现在生殖科诊室。有意思的是，他们中的一些幸运儿，只是通过浏览我以及其他生殖科医生发布的健康科普内容，就足以解决他们在备孕过程中的种种疑虑，继而顺利怀孕。还有不少刚刚来医院建档的患者，在等待进入取卵周期的过程中就顺利受孕。

在日常生活中，类似的例子举不胜举。你肯定听说过这样的事儿：某对夫妇多年求子不得，反而是在决定领养或者做"丁克"的时候，孩子就来了。

每对求子的夫妇心里都知道应该放松，可却因为种种原因而无法真正做到。佳佳妈妈就是在工作异常繁忙的阶段，在无心顾及求子这件事的时候怀孕的。

这类患者的经历再次验证了心理和情绪因素对受孕的影响。

首先，求子心切往往欲速则不达。

每对求子的夫妇，都应该对"不孕症"的定义有所了解。一般而言，育龄期男女双方，有正常性生活并未采取避孕措施 12 个月后未妊娠，称为不孕症。

部分女性患者受家庭、社会等外来压力影响，产生焦虑心理，影响体内激素水平，导致生理功能失衡，难以受孕，原本正常的夫妻生活变成了一味追求孕育的方式，本末倒置。

部分夫妻盼子心切，整个生活重心全部聚焦在怀孕这件事上，四处求医，一听说什么祖传秘方、名医坐诊，就不惜重金、千里奔波，结果由于缺乏系统性的检查和治疗，往往结果并不理想。

还有部分女性患者积思成疾，出现闭经，继而出现恶心、呕吐、食欲缺乏等表现，类似早孕反应，在停经后自觉"胎动"，这种由消极心情转换成躯体症状的一类癔症被称为转换性癔症，是求子心切的极端表现，使得家人也备受煎熬。

其次，紧张、恐惧、抑郁是怀孕的大忌。

很多夫妻与老人同住，多年未孕导致精神紧张，男方出现暂时性阳痿，而女方敏感怕痛，出现阴道痉挛。备孕数月无果，往往会被老人催促，进一步增加了精神压力。

部分患者一时难以适应婚后生活，情绪抑郁、紧张，身心疲惫，自然也不易受孕。

再次，性知识匮乏导致受孕困难。

在很多人心中，"性"是禁忌，很多年轻人缺乏性常识。部分夫妇求子心切，才刚刚备孕几个月无果就怀疑自己或伴侣"有病"。在我接触的患者中，甚至有婚后几年不孕，检查发现女方还是处女的极端案例。

最后，猜忌也会导致受孕困难。

成年人的婚姻，难免有各自不愿启齿的过往。夫妻双方倘若情感不够成熟，难免会产生猜忌。应该明白，谁都有过去，过去与现在无关，更与未来无关，彼此携手过好往后的人生才最重要。夫妻双方应该坚定地信任对方，遇到问题积极面对。倘若因猜忌而对双方感情产生不利影响，进而影响夫妻生活，则会导致受孕困难。

其实，不孕实在不是什么难以启齿的病症，千万不要讳疾忌医。

翻看佳佳妈妈的病历，从夫妻双方的各项检查结果来看，的确没有任何可疑病症。一方面，建档进入取卵周期本身就需要时间；另一方面，如果能够自然怀孕，实在没有必要占用患者的经济资源以及院方的医疗资源，所以，我告诉他们"自己尝试怀，应该没问题"，事实也证明他们的确没有问题。

> **男女双方如何备孕**
>
> 1. 饮食应当营养均衡，多吃富含优质蛋白质的食物，如牛奶、黄豆、鱼肉等，这些食物能更好地促进卵泡生长。
> 2. 保持良好的作息习惯，保持稳定的情绪，愉快的心情。
> 3. 到生殖中心做生育力评估，在医生的指导下备孕。

在有限的接触中，我能感受到佳佳妈妈是个性格开朗、乐观豁达的女性，这无疑是她能够顺利自然怀孕的重要因素，也是医生经常和患者谈到的备孕心理准备的原因所在。

在我的患者中，心态好的不在少数，他们可能仅因为看到了一个案例，或者听到了医生一句安慰的话，就放下了心理负担，很快顺利怀孕。

相反，还有一些患者，身体情况其实还好，但无论医生如何宽慰，他们依然会不停地质疑自己、质疑医生，治疗结局往往不尽如人意。

所有的温暖，所有的好运，其实都来自每个人所感受到的这个世界的温度。在我的成长过程中，感受到的温暖来自父母亲人、患者，以及很多素不相识的人，而我会将感受到的温暖传递给患者，相信他们会把温暖传递给更多的人……

每每想到这些，满足感油然而生，工作的疲惫一扫而光，我愿意为此帮助更多的夫妇，也希望我的每一位患者都要坚信——你若温暖，好"孕"自来！

你是
我的眼

患者档案

女方： 赵明月，30 岁，后天性盲。

男方： 汪亮，38 岁。

病因： 女方前次婚姻中育有一子，后行双侧输卵管结扎术；再婚后行输卵管复通术。术后复查子宫输卵管造影（HSG）示双侧输卵管远端不畅。男方勃起功能障碍，无法进行正常性生活，不能自主排精。

累计治疗时间： 2 年。

治疗经历： 双方结婚一年未孕，采用试管婴儿技术 1 次。采用长方案进行促排卵，获得 5 枚卵子。通过睾丸穿刺术取精，行单精子卵细胞浆内注射，获得受精卵 4 枚，形成 4 枚优质胚胎，冷冻 2 枚，移植新鲜胚胎 2 枚。

目前情况： 试管受孕，单胎妊娠，足月分娩一健康男婴。

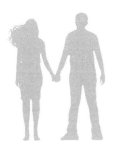

A

抽血处还没上班，从取号机前延伸出一列整齐的队伍，由病历、茶杯、矿泉水、纸巾静静排成。

抽血处四周，座椅上、鱼缸旁、通道里，三三两两地簇拥着看起来顶多是中青年的女性患者。在她们身旁，时常跟着一个手里拿着水杯、肩头扛着手袋的男性。

一位穿着保洁服装的大姐从容走来，人群中立即出现一阵骚动，待保洁大姐走到取号机前，那排地上的队列瞬间化作整齐的人龙，长长地一字排开。

几位还没反应过来的大爷大妈满脸惊诧："哪儿来这么多小年轻儿，一大早赶到医院抽血，不上班吗？"

待大爷大妈随着人流从工作人员手中接过抽血单时，大多已是50号以后了，大爷大妈难免心生疑惑："怎么现在年轻人也这么爱生病？"

拿到号的中青年女性患者则淡定许多，或是到生殖中心等着护士站的B超发号；或是再次落座，等着抽血处上班；或是再次走到取号机前，帮还在路上的病友提前取个号。

在生殖科就诊的日子，大多就这样开始了。

今天是我第一次人工授精"开奖"的日子。听说这件事特别难，我不敢奢望一蹴而就。

明月是我就诊三个多月来唯一算得上相识的病友，她长得很漂亮，特别是那双水汪汪的大眼睛，配上简朴但精致的装扮，在人群中非常抢眼。我怎么都没想到她竟是盲人，后天性盲。

人工授精手术那天，我第一次在诊室遇到明月，那时她已经怀孕 7 周多了，hCG 水平很好，就快"毕业"了。

因为堵车，我今天到医院晚了一些。

当我取到 101 号时，不免担心无法在九点半前完成抽血，如果是那样，就意味着我的抽血报告无法在今天上午十一点前后回报。

正担心着，明月的爱人汪亮神秘兮兮地走过来，乐呵呵地塞给我一张"28 号"，努力压着嗓子却依然很大声地说道："我老婆说，你今天来'开奖'，她让我帮你排了个号！她排第一个，是 1 号，我帮你排了 28 号。"

瞬间，周围人的视线齐齐转向我。

我感激地接过号单，口中一边说着"谢谢"，一边往远处闪。

汪亮顾自随着我说："我老婆说，你不会来得太晚，又怕你万一没到。"

大概是听到了汪亮的大嗓门，不远处坐着的明月起身摸索着走过来，我赶紧迎上去向她致谢。

明月柔声道："我算着日子的，你应该是今天'开奖'！"

我应她："嗯！你也该'毕业'了吧？"

汪亮抢着答："对！今天最后一次看医生了，老钱上次就说，我老婆今天可以'毕业'啦！"

明月拉了拉汪亮："你声音小一点儿"，然后对我说："我昨天梦见你怀孕了！"

我笑："真的？那肯定是接了你的好'孕'！"

抽血处开始叫号，我挽着明月走到窗口抽血。

刚抽完，汪亮一边扶过明月，一边看着远处大门口，说："老钱来了！"

人群中一阵骚动，等待抽血的患者们齐刷刷地望向钱医生走来的方向。

一时间，"钱医生好""钱医生早"的声音此起彼伏。

老钱匆匆穿过人群，礼貌地和大家打着招呼。

待老钱背影闪进电梯，忽然有人惊呼着冲向抽血窗口："3号！3号！我是3号！"

窗内医生一边忙着给患者抽血，一边对"3号"说："以后一定要认真听着叫号，别耽误了就诊！"

"3号"连声说："谢谢！谢谢！我刚才没注意听叫号，多谢您提醒！"

周围人大多抿着嘴笑，看着"3号"撸起袖子坐在抽血窗前。

明月突然冒出一句："老钱应该很帅吧？"

我转头看向她："嗯？"

明月说："经常有人因为看见他来了而错过叫号，上次负责抽血的护士姐姐还打趣说下次让老钱帮我抽血。"说完，她就笑了起来。

汪亮忽而对明月说："对了，老婆，你在这里等我，我先上楼把B超检查的号取了，之后再来接你上楼。"

明月拉了拉我的胳膊："'开奖'不用做B超吧？"

我答："医生没说，那就应该不用做！"

明月听完我的话，转头对汪亮说："那你先去吧，跟护士长说话小点儿声！"

汪亮一边应着，一边朝电梯走去。

今天报告出得早，我和明月一前一后打印了报告单。

我的 hCG 值是 198mIU/ml，明月的已经将近二十万 mIU/ml，且 B 超检查报告提示胎儿已经基本成型。

明月紧握着我的手："太好了！太好了！你会写'好孕故事'吗？"

我被自己顺利怀孕的消息搞得有点儿蒙："啊？现在就要写了？"

明月："等你'毕业'了，一定要写一写！"

我搂过明月的肩："还早呢，等我顺利'毕业'再说！"

明月有点儿急切地说："你能代我写'好孕故事'吗？"

我脱口而出："为什么要代写？"

明月低头小声地说："我写不了，汪亮又不会写。"

我赶紧说："没问题，这个交给我。"

明月兴奋地说："真的？你愿意帮我写？"

我说："从移植、'开奖'到今天'毕业'，你的所有情况我都十分清楚，我先帮你写一篇，练练笔，等我以后'毕业'再写我自己的，这样好不好？"

明月的双目瞬间闪亮起来："好！太谢谢你了！"

我沉吟着说："我该谢谢你呀！"

明月没听清："你说什么？"

我愣了一下，对明月说："你就把你想说的都告诉我，我写完再读给你听，怎么样？"

明月高兴得声音都颤抖了："太好了！我也可以有属于自己的'好孕故事'了！"

进入诊室，老钱宣布我怀孕了，并告知我一切正常，隔几天再来抽血看看 hCG 的水平。

完全没想到就诊之路如此顺利，我看着老钱，莫名其妙地问了句："就这样了？"

老钱一愣："不然呢？怀孕了，好事呀！"

我听见周围等待的人中有人在笑，想必大家都在为我高兴吧。

回家的路上，我想好了明月"好孕故事"的标题，就叫《你是我的眼》吧。

明月是我的眼，让我看见了之前没有见过的世界；老钱是明月的眼，帮她点亮了黑暗世界的一盏希望之灯；明月肚子里的宝宝，是她和汪亮新生活的眼，他们将通过宝宝共同看到更多此前没有见过的风景。

《你是我的眼》，我喜欢这个标题！

我叫明月，再也看不见明月的明月。

眼前这个黑暗世界于我是陌生的，相比曾经 25 年的明亮世界，一场莫名而来的病症后，还来不及探究病因，我的眼及整个人生都陷入了黑暗中。

23 岁时，我不顾父母的反对，嫁给了已经相恋六年的男友。我以为我们将一起度过很多很多个六年，直到白发苍苍……

显然，我错了！

24 岁时，我曾两次怀孕。他说不想太早要孩子，那时我的事业也刚刚起步，还不算稳定，所以并未多想就同意了，既然他暂时还不想要，那就流产吧。

25 岁时，我第三次怀孕，医生建议我别再做流产了，否则很可能影响以后生育。

医生的忠告听起来很吓人，加上他的父母一直等着做爷爷奶奶，得知我已经做过两次人工流产，把我俩数落了一通，让我们这次必须把孩子生下来。

由于当初我执意结婚，导致我和我父母的关系一度很紧张，虽然他们并不希望我太早要孩子，但终究是害怕那个"万一"的变故，也希望我把孩子生下来。

生就生吧！

孕期一切顺利，是个男孩。

双方父母比我俩还高兴，他们抢着带孩子，享受天伦之乐。

孩子是剖宫产生的，后来我从病历上看到，在我进行剖宫产的同时还做了双侧输卵管结扎。

我问当时的老公是否知晓此事，他吞吞吐吐，只是一个劲儿地说都是为我好，反正生孩子的"任务"已经完成了，结扎是为了让我以后免受再次怀孕流产的痛苦。

当时，我真信了他所谓的"为我好"，甚至还暗自庆幸一次手术解决了两个问题，从此再无烦恼！现在想来，可供我们选择的避孕方式有很多，如果真是为我好，为什么会选择双侧输卵管结扎这种最决绝的方式？

但是一切为时已晚，再想、再说都毫无意义。

让我没想到的是，生完孩子，我的身体开始出现各种问题。

他父母的注意力都在孩子身上；而在我父母跟前，我自不敢多说，怕他们担心。

结果就是我的视力越来越模糊，偶尔会出现暂时的失明，有一次还差点儿因此摔了孩子。自此，他的父母就再不放心让我照顾孩子了。

因为有了儿子，他的压力陡然增大，根本顾不上我，我们之间的矛盾增多，吵架变成了家常便饭。

在我第一次出现视力模糊的情况时，我们刚刚大吵一架。那一刻，回忆起他对我的漠视，我想到了离婚，但由于顾念孩子，理智又提醒我最好别这样，不能这样。

吵吵闹闹中又过了一段日子，我彻底失明了！直到这时，我才不得已把自己的情况如实告诉父母，搬回了娘家。

想到自己的身体，为了孩子，也为了他，我能想到的最好的方式就是离开他——离婚。

他倒也不至于坏到完全不顾我的死活，在确认了我的病情后，有段时间他真诚地希望我们的小家庭不要散。然而，又过了一段时间，他同意了离婚，孩子归他抚养，我不需要向他支付抚养费，他甚至还在离婚后给了我十万元现金。

我明白这十万元现金对他而言不是个小数目，也是他能给予我的最大善意了。即使我的眼睛能够治好，也是需要时间和金钱的。失明的我没有了工作，手里能掌控的不过是这十万块以及之前的一点儿微薄积蓄而已。

我的想法是用这些钱来治疗我的眼睛，如果这些钱能将我的眼睛治好，那是最好的，如果不能治好，那我就接受此后的"黑暗"人生吧。

一年多的奔波就医，结论都是"希望不大"。

我不想为了我这一点渺茫的希望，把父母的晚年生活裹挟得一团糟糕，于是不肯再去医院。父亲的叹息和母亲的抽泣，成为我听觉世界的主旋律。

身处"黑暗"世界的我忽然意识到父母这里也不是我的久留之地，再这样下去会拖累父母、扰乱他们的晚年生活。

可是，我又能去哪儿呢？我必须好好活着，毕竟父母还需要我的照顾，所以重新掌握一门适合我当下情况的生存本领成为当务之急。

从小一起长大的闺密给我联系了朋友的推拿院，我开始从最基础的按摩学起。

闺密是这家店的贵宾，每次来都会要求我服务，主要是为了帮我适应新的工作环境和生活状态。

她一边和我聊天，一边从一个老客户的需求出发，纠正我的穴位、手法，以及和客户沟通的方式方法。

我的手没多少力气，只能多在自己身上试、在父母身上试。

父母知道我的想法后，害怕我会受委屈，可是为了更好地活下去，我必须勇敢起来。

走出自己选择的婚姻，告别尚在襁褓中的孩子，除了更加坚强，我别无选择。无数被泪水浸湿的夜晚，我一遍一遍地问："我究竟做错了什么，会得到这样的结果……"幸好有父母、闺密的陪伴与开导，让我有了坚持下去的力量。

在工作中，我认识了我的带教师傅汪亮。

闺密说，汪亮很高、很帅，如果不开口说话，完全想不到他是轻度智障。

听他的声音，我只觉得他说话嗓门比较大，沟通方式也非常直接，这对现在的我而言倒是好事。

在推拿院，除了工作、学习，我极少主动和人沟通。汪亮经常主动帮我做这做那，如同我生活中的一双眼。久而久之，我习惯了和他搭班。

有一次，汪亮妈妈给他送雨伞时遇到了我们正一起搭班为客户推拿。

第二天，汪亮一上班就把他妈妈教他的问话一五一十地问了出来："明月，你结婚了吗，我可不可以追求你，你能当我的女朋友吗？"

我被他的直接逗笑了，告诉他我不打算结婚嫁人了。

他执拗地说："那你可以当我的女朋友啊！"

就这样，他不由分说地宣告我是他的"女朋友"。我没当真，也不想伤害他，一笑而过了。

闺密也曾经私下问过我是否会考虑再婚，我否定了这种可能性。把自己的生活过成这样，我不想再连累任何人了。

有一天，汪亮父母特意来接汪亮下班，坚持"顺道"送我回家，还"顺便"先带我去他们家吃了顿饭。

汪亮被母亲安排到厨房陪父亲做饭，他的母亲坦率地和我说，作为母亲，她很清楚汪亮喜欢我，问我是否愿意和汪亮结婚。

虽然是第一次见面，但是我能感受到汪亮父母的真诚和善良，我向老人简单陈述了自己过去的婚姻情况，表示目前并不想再婚，也无法生育，谢绝了她的善意。

自那次之后，我以为汪亮会明白我的心意，可是他依然时时处处关心我、照顾我，和之前并没有任何不同。

闺密看到诸多汪亮对我的好之后，几次私下提醒我，汪亮其实是个很不错的人。我有点儿动心，虽然渐渐习惯了黑暗的世界，但如果能有一双眼睛陪伴着我，应该会多些温暖吧。

可是，我能给汪亮什么呢？我不能太自私。

就像是听到了我心底的纠结，汪亮的母亲又一次来到推拿院找我。

她说，汪亮虽然有些轻微智障，但他从来没有如此坚决地认定过一件事——娶我回家，当他的老婆。他们老两口儿也想明白了，只要我和汪亮能好好生活，相互扶持，其他事情都无所谓。

我嘴上虽然拒绝了，但还是在回家后装作无意地和父母说起了这件事情。我的父母也希望我能找到一个愿意真心待我的人，所以他们专程来到我工作的推拿院，也"顺道"看了一下汪亮。

后来我才知道，我的父母和汪亮的父母在我们两个完全不知情的情况下还见了一次面。

汪亮的父母告诉我的父母，结婚后，我俩可以和他们老两口儿一起生活，门对门的房子，方便他们照顾我俩的日常起居。

我的父母则对汪亮的父母表示，他们对婚礼等没有任何要求，唯一希望两位老人善待我。

就这样，离婚一年半之后，我慎重考虑起我的第二次婚姻。

汪亮是独子，虽轻度智障，却也是父母掌心的宝。婚礼很体面，汪亮的表现也远比我想象中的好。

当上帝为你关上一扇门，一定会为你打开另一扇窗。真是如此。

汪亮和他的父母待我特别好，生活上，汪亮温柔、体贴，无微不至地照顾我，而我则经常给汪亮讲一些有意思的故事。

我和汪亮一起上班、一起工作、一起回家，我的生活在晦暗了很久之后，终于重见希望。

　　汪亮对我，像小孩子过家家里的"好朋友"一样，他甚至完全不懂得性生活应该如何进行。汪亮的父母希望我们能有个孩子，从汪亮时常生硬的摸索中，我能感到父母对他的引导，但他是真的不会。

　　公婆对我极好，汪亮也真的特别喜欢我。虽然我看不见，但是他总会夸我"大大的眼睛真好看"。在我和汪亮过家家般的生活出现摩擦时，公婆总是无条件地站在我的一边。

　　改变，发生在和婆婆一次聊天之后。

　　那天，婆婆有点儿不舒服，我刚好休息，在她的床头陪她聊天。

　　婆婆说起当初她在孕期缺氧严重，但并未重视，结果对胎儿的脑部发育产生了不良影响，这就是汪亮轻度智障的原因。婆婆对丈夫和儿子始终抱有内疚之情，更担心她和公公走了之后我们的日子没了依靠……

　　那天聊天之后，我想了很久，也想了很多：虽然我的眼睛失明了，但是在没有光明的世界，我却遇到了汪亮一家善良的人；汪亮虽然有轻度智障，但是非常单纯、善良，和他相处我感到很轻松；公婆知书达理，待我不比父母差……那么，为什么不和汪亮再生一个孩子呢？这对我和汪亮、我的父母、公婆都是皆大欢喜的好事，为什么不呢？

　　我和汪亮都是独生子女，我们当下身体虽有缺憾，但都还算健康，完全可以靠双手工作自食其力，如果能生个孩子，应算是生活的另一份希望和亮色吧？

　　闺密知道我的想法后，很高兴我思想的转变，她告诉我输卵管结扎后也可以重新疏通并向我推荐了老钱。

第一次建档，是闺密陪我们来的。建档的医生告诉我，倘若情况如我所述，依据汪亮和我的情况，大概率可以如愿生子。医生的话给了我信心。

汪亮一家待我不薄，我不想给公婆增加经济负担，于是"骗"公公和婆婆说医院有一个免费名额。实际上，我计划用自己之前的积蓄进行治疗。

婆婆当然高兴，经常陪我到医院就诊。每次婆婆陪我就诊时，我一定会麻烦闺密同往，所有缴费项目都是闺密私下代劳，以免穿帮。

在黑暗的世界里，我发现自己的心反而愈加明亮。闺密如此贴心，汪亮如此简单、清澈，公婆如此通情达理，世界好像变得更加美好了。

让这一切美好结出果实的，就是生殖科医生。

第一次在生殖科就诊前，我托闺密先进诊室，帮我把前面的情况如实告诉医生。

当我和汪亮进入诊室后，医生没再问更多问题，只是说："对你们的生活而言，孩子意味着一份不轻的责任。如果你们已经确定愿意承担这份责任，就按我说的方案试试吧！"

一句简单的话，让我确定老钱是个值得信赖的医生。

老钱说："以你的年龄，进行手术还是很有希望的，先放心做手术。"

老钱的话让我很心安。我想，努力过了，尝试过了，不行也就认命了。

手术后，复查显示输卵管远端存在不通情况，原本考虑的人工授精方案不可行，转而尝试试管婴儿技术。

输卵管不通的检查方法

常用的检查方法有子宫输卵管造影术和输卵管通液术。

很幸运，我第一次取卵就获得了 5 枚卵子；汪亮在指导取精失败的情况下，通过睾丸穿刺手术也获得了精子。

在别人眼里，取精可能有诸多羞于面对和启齿的难堪，在汪亮这儿倒是没有，他对手术只有一种孩子般的描述——特别痛。

在推拿院工作的经历让我深深感到先天性盲人和如我一般的后天性盲人在性情上有很大差异。先天性盲人更敏感、细腻，上天没有给他们光明，却给了他们敏锐的听觉和知觉。后天性盲人大多易怒、爱抱怨，他们痛恨这种曾经拥有却又失去的落差。因为看到过多彩的世界，往往需要更多时间去适应突然黑暗的眼前。

作家毕飞宇说得没错，先天性盲和后天性盲的共性在沉默，前者是与生俱来的，后者经历过明亮、黑暗两个世界，沉默和沉默也就有了天壤之别。

对于我，失明的痛楚似乎远不如失去爱情、婚姻、儿子，乃至失去对生活的希望更加难以接受。相反，在这个过程中，我觉得自己的心亮了。我真正体悟到了为什么得与失、取与舍总是如影相随。我渐渐平静下来，想明白了许多过去身忙、心茫之时从未想明白的道理。失去了光明，我反而愈加清晰地看到了生活的方向。

在手术台上，我不自主地瑟瑟发抖。

老钱扶着我的脚踝说："别怕，很快就好！要不你猜想一下卵泡的样子？"

我的注意力一下被老钱带走，脑海里想象着《小蝌蚪找妈妈》里的配图，猜道："是不是和小蝌蚪一样？"

老钱笑道："比较接近，看来你的想象力很丰富啊！"

移植前，老钱在诊室特意嘱咐我："一会儿别紧张，很快就好了，像被蚂蚁咬了一口似的。"

他的比喻让我忍俊不禁。

可能是之前经历了太多的疼痛，我的求子经历可谓是一路绿灯，全程顺利地怀孕了。

今天在诊室，老钱宣告我"毕业"时，还顺手送了我一朵小红花，我摸索着猜出那是一朵雏菊，红色的，暖暖的，充满活力。

这会儿，汪亮刚打完了一圈电话宣告我"毕业"的好消息，而立之年，第二次当妈妈的我，第一次感到了当妈妈的幸福。

汪亮和父母、公婆给了我一双清澈的眼，驱散了生活中的阴霾；肚子里宝宝给了我们一双希望的眼，照亮了全家的余生岁月……

写到这里，我不禁泪流满面。我清楚地记得当明月确定怀孕的那一天，她竟在诊室里失声痛哭。听完她的故事，我才终于明白那泪水中包含了多少委屈与辛酸……

谢谢你，明月，带我看到一个至诚世界，愿我们的孩子能够成为照亮彼此一生的小伙伴，如同我们两人一样。

B

诊室门外患者爆满，根据门诊部发给我的短信提示，又是一个挂出去一百多个号的上午。

早饭必须吃足，否则真扛不住！

通常，这样的一上午，从我坐进诊室起，最早进来的多是来得早的初诊患者；而后是一些稳定在取卵移植周期里或者已经怀孕、怀揣各种担心的复诊患者；九点半后，在当天抽血结果陆续回报的几小时内，我通常连喝口水的时间都没有的。即使有，也不敢喝，因为没时间去卫生间。

每个门诊日，我们的诊室内外都在不断上演着人间悲喜剧。

无论主角们的故事如何千差万别、百转千回，最后的幸福时刻又都是如出一辙。

有时候，我觉得生殖科医生像个导演，执导着一幕幕悲剧最终奔向圆满的方向。这种扭转剧情的成就感，让我乐在其中。

那一天，诊室里走进一位略施粉黛的姑娘，气质清爽，模样好看，尤其是那双大眼睛，眼波流转。

一看就知是位初诊患者。

姑娘定定地望着我……我早已习惯这些定定的目光，好多患者初诊时都是这样。

我刚想开口，姑娘抢了先："医生，我的朋友在你这儿成功做了妈妈，所以我也想请您帮助我。"

她的语气缓慢而从容，大眼睛依然定定地望着我。

我有点儿疑惑，虽然被患者探究的目光看习惯了，但是总这么望着我的人也的确少见。进而，我忽然发现那双大眼睛中竟然无光，心瞬间被揪了起来，脱口而出的答话立刻添了几分柔和。

我低头，翻开她推到我眼前的病历，努力聚焦，心却有点儿惊慌。残障患者于我并不陌生，但眼前这位却有些不一样，前一刻的美丽被无情的现实撕碎，巨大的反差刺痛我感性的内心，无数问号在我心头出现……但医生的经验告诉我——不能问，不宜问！我只能从手上的病历里找答案。

我努力平复着自己的情绪，看似淡定地翻看着她的病历，曾有人工流产经历，曾经生育过一个健康的男婴并接受了双侧输卵管结扎。突然想起，她是我一位患者的朋友，那位患者之前特意和我讲述了她的情况。陪她一起进入诊室的，正是她的二婚爱人，有轻微智障。依据我的经验，轻微智障的群体常常比正常人更敏感，甚至更通透。

她是后天性盲，这种曾经拥有光明，现在却陷入黑暗的感觉是我无法想象的。在就诊的患者中，她无疑是精致的，虽然眼睛看不见，但是穿戴整洁，妆容淡雅。作为医生，遇见这种"仪式感"强的患者，无形中也会被感染……我不由挺直了后背，脑子里给她——赵明月，开好了药方，同时也给她的爱人列出了检查清单。

那天的门诊依旧忙到了午后一点多。下午给研究生们开会时，那双大而无光的眼睛时时闪现在我眼前。

吃完晚饭，我照例在户外散步，天越来越黑，我尝试在夜幕中体会一个健全人瞬间失去光明的感受……简直如同天塌地陷！对于赵明月，一个二十来岁的姑娘，如何做得到我所见到的那般淡定？

也许，这个她期盼的孩子，将是她往后生活的一抹亮色，一道光彩？

躺在床上，我把她的病历反复思考了一遍，确定给她和她爱人的所有治疗方案都是我所认为的最佳，方才踏实。我必须帮助她尽快点亮这一双足以重建光明生活的"眼睛"。

输卵管除了具有输送卵子以及向宫腔运送受精卵的功能外，还有一定的内分泌功能以及给卵巢输送养分的作用。结扎后的输卵管功能基本丧失，有可能出现萎缩，而这正是输卵管结扎术的致命缺点。另外，结扎术一旦完成，输卵管的功能几乎不可能逆转。通常情况下，只有那些确定不想再生育孩子的女性才会接受双侧输卵管结扎术，理论上女性术后就不会再怀孕了。

对赵明月而言，结扎手术并非她的自愿选择；生完孩子不久的失明，也没有任何人能够预见；被生活和家庭同时抛弃……而她依然能那么安静地出现在生殖科诊室门口，绝口不提过去的伤痛，说起病史也如同与己无关似的。这岂是"为母则刚"所能解释的？曾经多次受孕、已经生育的她，怎会想到再次生育有一天会变得如此艰难？

出于对赵明月夫妇身体状况以及经济状况的考量，我没有立刻建议她首选试管婴儿技术，而是希望通过简单、自然的方式尝试怀孕。我给她开出了输卵管再通优先尝试的方案。

做过输卵管结扎术的女性，通过复通手术是有机会恢复生育能力的，只不过成功的概率极低，但哪怕是小概率事件，依然值得为之努力。

术后，赵明月复查子宫输卵管造影显示双侧输卵管远端不通。针对他们的实际情况和赵明月的个体需求，试管婴儿技术成了她成功妊娠的必然选择。

对于赵明月，她在用自己有限的积蓄为今后的人生竭尽全力地拼出一份希望与光明；对于我，哪怕只能在她艰难无助的黑暗世界以一个医者的专业姿态陪伴她走过这一段举步维艰的路途，或许也是一种帮助她走向光明的方式。

我比赵明月更期待这份光明重现的时刻。

赵明月人如其名，就像一轮沉静皎洁的明月。在熙熙攘攘的候诊人群中，我总能一下子就注意到安安静静的她；在我进入诊室的刹那，会自然而然地翻看一下她的就诊号；当她在我眼前落座时，我总会自然而然地把背挺了又挺；当她开口说话时，诊室里所有人都会静下来。

赵明月的年龄和身体条件相对不错，所以促排卵、取卵都进行得很顺利，倒是汪亮的取精过程着实费了些周折，最后不得不通过睾丸穿刺术获取精子。

睾丸穿刺术

睾丸穿刺术是一种通过手术获取一小块睾丸组织（精曲小管），在实验室显微镜下寻找并获得精子的临床技术。此手术还可以初步判断无精子症患者的睾丸内是否存在精子。

睾丸穿刺术适用于如下人群。

1. 睾丸大小正常的非梗阻性无精症患者。

2. 梗阻性无精子症患者。

3. 因勃起功能障碍而无法进行性生活但有生育需求的患者。

4. 存在射精障碍但有生育需求的患者。

5. 下身截瘫但有生育需求的患者。

在进行睾丸穿刺术前，男方一定要多休息，为保证手术顺利进行，术前一周不要进行性生活。

在手术过程中，如果患者过于紧张，会导致肌肉紧绷，不利于操作。由于汪亮的特殊情况，他表现得非常紧张，为手术增加了不少难度，最后还是在赵明月的陪伴下，手术才得以顺利完成。

此后一切顺利，赵明月第一次移植就获得了成功，想来也算是对她此前遭遇的所有不幸的一种抚慰吧。

其他人都是在"开奖"失败后痛哭，而赵明月偏偏在"开奖"成功时，当着诊室内外所有医患的面失声痛哭……

她这一哭，才让我真真切切地感受到坐在我面前的从来都是一个和诸多患者一样脆弱、敏感、温柔的人，而不是那个平静到近乎冷漠的姑娘。

每位患者，都是我看这个世界的另一双眼睛，而赵明月教会我，在这个纷扰的世界中，不妨时常闭上眼睛，感受另一个可以看得见真实内心的无比清明、透彻的世界……

终于
找到你

患者档案

女方： 王悦，35 岁。

男方： 丁毅强，32 岁。

病因： 女方卵巢功能减退，男方畸形精子症。

累计治疗时间： 8 年。

治疗经历： 女方累计进行三轮 10 次促排卵。在最近一次生化妊娠后，患者检查结果如下：卵泡刺激素（FSH）15.33IU/L，黄体生成素（LH）3.37IU/L，雌二醇 54.0pmol/L，抗米勒管激素（AMH）0.35ng/mL，双侧基础卵泡数量 3 枚或 4 枚。本轮 3 次促排卵均采用灵活短方案，最后一次取卵 2 枚，受精 2 枚，移植 1 枚，临床妊娠。

目前情况： 采用试管婴儿技术受孕，单胎妊娠，足月分娩一健康男婴。

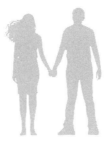

A

医院旁边有个公园。

在等待检验报告或是候诊的空当，我喜欢和老公一起去那儿走走。在医院里听到的患者和家属讨论的任何话题都会让我感到压抑和焦灼。

公园里有一条小河，河岸边有一块可以供人坐下来休息的巨石。坐在巨石上，前方是清澈的河流，后方是错落于高层建筑间的小院，院中种满花草，充满生活气息。

日光下，一汪清流间，光与影散落在石上，鱼儿往来翕忽，一幅快乐的景象。我经常看到一条青绿色的鱼，我们来，它便来，我们走，它就走。

我对老公说："它大概是条不合群的孤独的鱼吧？"

老公问："鱼也会感到孤独吗？"

我往河里撒了一些面包屑、饼干碎，立刻就有好多鱼儿游过来争吃，唯独它——那条青绿色的鱼，对食物毫无兴趣，依然优哉游哉地游着。

我喃喃地对老公说："这就是一条孤独的鱼。"

他似懂非懂："哦……原来鱼真的会孤独啊！"

我想，也许这条青绿色的鱼就是为了陪伴我而来的。

时光匆匆，快到我似乎忘却了八年来的辛酸、等待和泪水；时光悠悠，慢到数着分秒等待这一天的到来，不觉间我已青丝见白……还好，终于等到你，我的孩子！

第一次见到刚出生的儿子时，老公喜悦地向我描述"他浑身好像是青绿色的。"

瞬间，我想到了那条青绿色的鱼……

我在这段婚姻之前，曾经有过两段失败的婚姻，无法自然怀孕的问题始终困扰着我，也是之前两段婚姻失败的诱因。我的三段婚姻，都为了求子就诊于同一家医院，而老钱是我第一轮和本轮的就诊医生。

第二轮之所以找了同一家医院、同一个科室的另一位医生，现在想来，主要原因是我对换了老公而再次就诊感到不好意思，当然，也是希望换个医生试试运气。

第三轮干脆回来，不隐瞒因为辅助生殖失败而离婚或被离婚的事实，全然接受了为这件事数年抗争的自己。

因为无法生育而离婚的事情，我经历了两次，虽然痛苦，但我始终认为倘若仅因这一件事就能决定婚姻的聚散，那么这样的伴侣想来也无法让我依靠半生，这样的婚姻也不值得我为之守护。想明白这一点的时候，我的心态就完全不同了。

这一次，本来我是真不打算再婚。两段失败的婚姻、求子的艰辛，怎一个"痛"字了得？无奈尘缘未尽，我终究还是个害怕孤独的俗人。面对现在爱人的追求，我干脆和他亮明底牌"我不一定能生孩子"。爱人倒是非常坦然："没事，生孩子看缘分，咱们随缘。"

经历过失败的婚姻，渴望过安稳的日子，我比之前少了一些吹毛求疵，多了一些理解包容，爱人待我真心实意，婚后真的从未提过生孩子的事儿，我们的生活简单而幸福。

于是，奇迹发生了！本应如期而至的月经已经迟到了五天。鬼使神差地，我提前了一会儿下班，顺路去医院验了血。

第二天，我在手机上查看检查报告，hCG 值为 16mIU/mL！

经历过太多起起落落，不想给原本平静的日子平添波澜。于是隔天，我又悄悄去了一趟医院。医生担心我是生化妊娠，让我再验一次血。

尽管第二次检查报告验证了医生的判断——生化妊娠，但却重燃了我想要生个孩子的希望。

我隐约感到，这次正是合适的人、合适时间，也许真的会有最好的结果。即使结果并非我所希望的，也算是努力尝试过了，此后再无遗憾。

我略去了这次生化妊娠的经历，开门见山地和爱人说出了我的想法——尽快通过试管婴儿技术生一个属于我俩的孩子。

他听后想了想，神色平静而温柔，声音很轻但坚定："好啊！"

很快，我再次来到生殖科门诊，和之前接诊我的医生老钱见面了。老钱看过我之前的病历后，让我先去建档。

我熟门熟路地坐到对面办公室里负责建档的医生面前。

医生看着我的资料，望着结婚证，看看我，又看看站在我身后的老公，眉头发紧。

她一边再次输入我的名字，一边用极低的声音说："有人和你重名吗，配偶的名字不一样。"

我红着脸说："没错，就是我！"

等待建档的间隙，我思前想后，捋了捋自己的求子经历。

我的第一任丈夫，老家在苏南农村。结婚头一年春节回婆婆家过年，饭桌上那双儿孙筷给了我不小的压力。

此后，每次在电话里问候婆婆，她都会问我的肚子最近有没有动静。婆婆家养了一窝鸡，每天一大早一家人都是在公鸡的打鸣声里醒来，在母鸡下蛋的声里吃早饭。婆婆总是由母鸡下蛋的自然而然聊到女人怀孕生孩子的理所当然。

后来，我们每次回城时，婆婆都会塞给我们一只会下蛋的母鸡，虽然是为了给我们补身子，可我总是觉得这只母鸡在时时刻刻提醒我"勿忘下蛋"。

婆婆和老钱的妈妈同村且相近，婆婆着急抱孙子，钱妈妈以老钱成人之美为骄傲。如此，两位老人促成了她们认为最合理的情况——我和我的第一任丈夫被婆婆"押解"到老钱这来"看病"了。

第一次在生殖科"看病"，我内心充满抗拒。在生殖科，从入门到成功，从怀孕到生子，花钱的地方很多，要花的钱不少。我和第一任丈夫当时都还年轻，纵然有些积蓄，但看病和治疗带来的经济压力依然不小。折腾了许久，孩子没有盼来，日子却过不去了，我的第一段婚姻走到了尽头。

后来，我遇到了曾经的男友，我们顺理成章地重修旧好。婚后，我对怀孕生子异常执着，仿佛钻了牛角尖一般，一口气不停歇地接连进行了 4 次促排卵，7 次移植……

我的第二任丈夫倒是不差钱。如果可以为怀孕生子明码标价，我们真的有能力立马付钱。可惜即便是试管婴儿技术，也不可能试了就管怀、管生，真是熬心啊！

第 7 次，移植冻胚依然无果，我的心中充满沮丧，而此时第二任丈夫依然鼓励我继续尝试，大有不达目的誓不罢休的劲头。那一刻，我忽然意识到他对我的身体毫不疼惜，他的心里恐怕早已没有所谓爱情，我在他眼里可能已经变成了一只不会下蛋的母鸡。

虽然我的确想生孩子，他也的确不差钱，但我的婚姻好像不该只为生孩子这一件事耗尽所有，搭上健康吧？

爱情也好，亲情也罢，如果少了彼此的疼惜与呵护，好像也就没有了继续在一起共同生活的理由了。于是，我的第二段婚姻，又以失败告终。

这一次，本来我是真不打算再结婚了。两段婚姻，造娃艰辛，怎一个"累"字了得？无奈尘缘未尽，终究还是个害怕孤单的俗人。干脆一开始就和他亮牌"不一定能生孩子"。他倒坦然："没事，我和前妻已经有个闺女，你生不生无所谓……"我反而释然。

再次在老钱这里就诊，情况也并非一帆风顺。偶尔的生化妊娠至多只能证明我具备受孕的能力，而为什么会发生生化妊娠，原因可是多种多样的。

本来，这次我只想再试一次，给自己一个机会，如果失败就坦然放手，是老钱却十分诚恳地对我们说："我觉得你们距离成功已经很近了，你们再给我一次机会，好吗？"

老钱的话深深地打动了我的爱人。爱人小心地鼓励我："咱们调养一段时间，再试一次，好吗？"正是在爱人的鼓励下，我才有了再试一轮甚至两轮的信心和勇气。当然我不能也不忍拒绝爱人和医生如此恳切提议，试就试，一路上那么多苦难都经历了，多试一次又何妨？

现在想来，我之前的两次失败婚姻，乍一看好像都和我没能生出孩子有关，但又好像不能完全归结于这件事。

我把现在的爱人看成是上天对我的眷顾，他的包容让我放松了身心，他的豁达让我放弃了对于生孩子这件事的执着。当我真正做到了"尽人事，听天命"后，我那鱼儿一般的孩子，终于来了。许多事，随缘安住，珍惜眼前，活在当下，也许才是最好的状态。

B

　　进入梅雨期已经半个多月了，这几天好像才真正有了一丝梅雨季的味道——周遭仿佛浸过水一般，湿湿、黏黏的。我望着窗外的连绵细雨，心情郁闷。

　　为什么？让我想想……

　　想起来了！

　　上午门诊结束时，一位患者走进诊室，我清楚记得她今天明明已经就过诊了，为什么要一直等到现在，在所有患者都已经离开的时候进入诊室呢？还不等我发问，她就带着哭腔说："医生，求你帮帮我吧，再不怀孕我就要离婚了！"

　　从事辅助生殖专业多年的我经常劝慰患者："没有孩子绝对不是离婚的理由，毕竟现在有试管婴儿技术！"

　　话虽这么说，但在多年行医过程中见到的被婚姻绑架的生育案例数不胜数，由此造成的心理压力往往成为生育路上的拦路虎。

　　由于求子不成而被迫离婚的以女性居多，那些心理创伤可能伴随她们的一生。

我的观点非常明确，无论男女，如果将不能生育作为离婚的理由，都是非常不负责任的。毕竟当初两个人结婚是因为相爱而非生育。

那位患者恳求的目光和蓄在眼底的泪水，像一团乌云压在心头，即便到了晚上，我的心情依然沉重。

王悦就曾经因为求子失败经历了两次婚姻破裂，还好，她和那个对的人最终达成心愿，拥有了属于自己的孩子。

王悦的故事让我隐约记起我的一位同村婶娘。

和很多着急抱孙的婆婆一样，明明儿子儿媳并未备孕，甚至还在避孕，婶娘就开始疑神疑鬼地催着"有病就看病去"。门诊中，这类被逼着、押着来就诊的年轻夫妇并不少见。

像数年前的王悦一样，被婆婆话里话外断定"有毛病"的媳妇大多怒而难言，越催，越急，越难怀，越应验了"有毛病"。要我说，那都是心病，婆婆的心病造成媳妇的心病。

我的母亲是个传统且热心的人。但凡村里有新媳妇进门，她都会热心相告"以后生孩子有困难，可以找我儿"。倘若真遇上个急性子的婆婆，本村新媳妇就会被安排到我这儿"报到"。

每次回家，我都会劝母亲"淡定""低调"一些，比起那些真正需要就医的人，村里的新媳妇大多不需要看病。

每到这时母亲总是瞪着我，一字一顿地说："淡定什么？我这也是为了各家人丁兴旺！"

关于心理压力、不良情绪等对受孕的影响，我心知和母亲既说不清，也说不透，那就随她继续热心吧！

在你们改变不了婆婆的想法，我改变不了母亲想法的时候，就只能改变自己的想法去适应他们，同时也要适应当下快节奏的生活与工作，尽可能在合适的时机生育。

显而易见，八年前的王悦，不孕的原因与心理压力过大关系密切，当年采用试管婴儿技术依然失败或许也是必然。

王悦在第二段婚姻的求子过程中选择了另外一位医生，她一直因为这件事对我感到抱歉，在本次就诊过程中我感到这件事甚至给她带来了一定的压力。其实，关于患者另择医生治疗的事，作为医生，是完全能够理解的。

医生不可能帮助每一位前来就医的患者，患者就诊一段时间后考虑更换医院、医生，多做尝试，这是人之常情。因此，每当患者有此决定，我都会尽可能全面、准确地为其出具就诊材料、协助其复印相关报告，以便他们顺利进入新一轮诊疗。我相信所有生殖科医生都和我一样，只要患者能够如愿怀孕，那就是值得我们欣慰的事。

这几年很多离开的患者在其他医院顺利生子后会和我分享喜悦，也有很多患者如王悦一般，会兜兜转转再回到我身边。无论如何，医生和患者的目标是一致的，喜悦自然共通。

从不勉强挽留患者，是对患者选择的尊重，亦是医生对自己从医初心的坚守。医患间彼此尊重与信任，往往才能构建共赢的基石。

当数年后在诊室再次见到王悦，我依然能记得她是我曾经的患者，现在又回来就诊了。我需要做的，只是继续帮助她圆一个成为母亲的梦。

在重新制订治疗方案时，我充分考虑到她反复就医、始终未孕的心理重压，以及多年辗转中身体功能逐渐衰退的客观现实，在给予她必要心理疏导的同时，对她的诊疗方案进行了个性化调整，不放过每一个可能改变治疗结果的细节。

我不是先知，纵然做了充分的准备，心底也并无十足把握。很幸运，我们都成功了！王悦欣喜，我亦宽心。

患者常说，生殖科医生就是帮他们找到迷途小天使的使者。我想说，患者的执着才是医生初心不改的根源所在。

35 岁的王悦荣升为母亲，八年奋斗终成正果，这是所有人都喜欢的圆满结局。而如上午对我哭诉的患者一般，很多患者还需要继续治疗。

曾经的经验告诉我们：很多事，只要努力就会有好的、想要的结果，但怀孕生子这件事却并非如此，坚持并非一定能收获圆满。这个回答非我所愿，却是事实。

生殖科医生的工作，就是用自己的专业尽力成全患者。一天天，一年年，在接诊一批批患者，告别一个个家庭的过程中感知岁月的流逝……

假如一切
重新来过

患者档案

女方： 赵缪晓玥，25 岁。

男方： 钱琨，25 岁。

病因： 女方卵巢功能减退，子宫内膜壁薄；男方精子活力低。

累计治疗时间： 2 年。

治疗经历： 一次人工授精，三次促排卵、五次移植。抗米勒管激素（AMH）1.07ng/mL，第一次采用长方案促排卵，取卵 4 枚，受精 3 枚，全胚冷冻。宫腔镜检查后两次移植未孕。第二次采用灵活短方案促排卵，取卵 3 枚，受精 3 枚，鲜胚和冻胚移植均未孕。第三次采用灵活短方案促排卵，取卵 1 枚，受精 1 枚，鲜胚移植怀孕。

目前情况： 采用试管婴儿技术受孕，单胎妊娠。

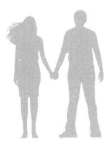

A

我和晓玥是初中同学，我们13岁就认识了，到了法定结婚年龄，我第一件想完成的事情就是娶她。

晓玥是本地人，家庭条件不错；我家住在郊区，算是外来户，父母在城里打工，家庭条件一般。

晓玥学习好，气质好，脾气也看起来很好，从开学第一天起就是同学们关注的焦点。而我，成绩一般，相貌平平，还有点儿自卑。

不知道怎么回事，我总是忍不住关注晓玥。对于那些对她表现出明显好感的男生，我会找各种机会"收拾"他们，比如我经常会在走廊里"不小心"地撞到他们……虽然事后我会道个不痛不痒的歉，心里头却会哈哈大笑，觉得自己"保护"了晓玥。

后来，我的小把戏被一些同学看透、拆穿，好长一段时间，我成了同学眼里自不量力的"癞蛤蟆"，晓玥看我的眼神也怪怪的。但这一切都不会影响她在我心里"白天鹅"的形象。

直到有一天，我看到学校旁边的巷口里，一个完全不一样的她……我的"白天鹅"把一沓现金砸在一个中年男人的脸上，而后转身朝学校大门跑去，一边跑，还一边抹着眼泪。

后来我才知道，那个中年男人是晓玥的父亲。一个月前，晓玥的父母离婚了，那天是她父亲给她送抚养费的日子。

我远远跟着晓玥，等到她走进教室十分钟后，我才在班主任如炬目光的注视下走进教室。我偷偷留意，晓玥看起来一切正常，好像什么事情都没有发生。

也就是那天，放学前，我将一个装有纸条的信封放在了晓玥的车筐里，一直等到她看到信封、读了纸条上的文字，我才按着车铃、蹬着自行车，从她身边离开。

纸条上的话我至今依然清楚记得：如果你需要任何帮忙，我可以！

当时的我其实只想告诉晓玥不要害怕，至少有我！现在想想也是可笑，如果她真的需要帮助，那时候的我又能帮她些什么呢？

好多年后，她告诉我，虽然那张纸条很幼稚，但也正是因为那张纸条，我成功地引起了她的注意——这个人真是呆得可以！

自从初三那年父母离婚，晓玥好像变了一个人，逃课、迟到，这些之前她从来不会做的事儿，已经成为她之后生活的常态。之前的好朋友和她渐渐疏远了，晓玥每天都是一个人独来独往，没有人知道她逃课的去向、迟到的理由。班主任也曾经试图通过和家长沟通来帮助她，但是每次来的都是对她的生活完全不了解，甚至不关心的父亲，再后来，连她的父亲也不再出现了。

没有人知道她到底怎么了，除了看到了巷口那一幕的我，这让我更加坚定了要保护晓玥的决心。

从初三到高三，我眼睁睁地看着晓玥从老师、同学眼里的乖乖女、好学生，变成了虽然我行我素，却依然聪明到可以轻易考入年级前十名的"问题学生"。

而我，依然远远地跟在她身后，如同影子一般默默地保护她。

我看着她结交了一个又一个男朋友，为他们笑，为他们哭……

我陪着她从一段恋情撕心裂肺的分手走向另一段恋情如胶似漆的开始，一次又一次……

我甚至还假扮成男朋友陪她去医院进行了两次药物流产、一次人工流产。

虽然很多人不认可她的所作所为，但是多年的相识、相伴和相守，让我早已视晓玥为家人，我只想给她更多的关心和呵护，希望她不再受到伤害。

也许是她终于看到了我的真心，也许是在一次次磨难中她终于成熟，我们终于在一起了。

我曾问自己，如果可以重新来过，我是否还会眼睁睁地看着晓玥再经历一次既往伤害？但生活中没有"如果"，一切都是最好的安排，伤害让她成长，也让我成为一个可以真正为她挡风遮雨的人。

晓玥父母离婚后又各自组建家庭、生儿育女，父母对她的忽视给她带来了很大伤害，她仿佛是无根的浮萍，没有一丝一毫亲情的牵绊。作为这个世上和她最亲近的人，我想和她生一个属于我们的小孩，给晓玥以爱和安全感。

结婚3个月，我们俩一直"没动静"，于是我就被我姐"骗"到医院，硬着头皮看了一次男科。

根据检查报告，医生提醒我要注意规律作息，少熬夜，戒烟戒酒。我老实照办，但并未对晓玥提起分毫，生怕给她带来压力，因为在上次人工流产术前，医生就说过她以后可能很难再怀孕了。

大概是结婚快一年的时候，那天是我生日，我发现她盯着手机，眼圈红红的，然后突然跟我讲："我们去找个医生试试吧！"

她主动提出想要一个属于我们的小孩，我特别开心，却也害怕她是一时冲动。于是我对晓玥说："不急，日子长着呢，我们一定会有孩子的。"

结果，只隔了一周，晓玥就和我说："明天上午，咱们一起去医院吧。"

那一年，我们两个 24 岁，第一次步入生殖科的大门，走上了求子之路。

第一次门诊，医生看了我们的各项检查报告后认为我们有年龄优势，让我们不要心急，建议晓玥先检查一下输卵管，如果输卵管通畅，再考虑男方精子活力稍弱的原因，可以考虑尝试人工授精。人工授精是一种相对简单的助孕方式，是筛选男方的精液，在女性排卵期，将男方的优质精子通过人工注射的方式送到女性的宫腔，以增加受孕的概率。备孕不能急，只能一步一步来。

那天回家，一进家门，晓玥就严肃地对我说，她会努力当一个好妈妈，而我也必须保证要当一个负责任的好爸爸！

从那天起，我和晓玥开始为努力生娃的目标而努力。

她开始关注自己的月经周期、体温变化，调整作息、注意饮食、锻炼身体。我也开始戒烟戒酒，不再熬夜，按时吃调理精液质量的药物。我们对未来有了孩子之后的生活充满了向往，这种感觉太好了，我俩每天都笑呵呵的，朋友们都说我们看起来比新婚时还要甜蜜。

但是，好运并没有如期望般地到来。

第一次人工授精，失败。

进入生殖科才知道，原来对很多人来说，怀孕生孩子并不是一件简单的事儿，需要医生帮助的人很多，其中不少还是年轻人，甚至比我们还年轻。

通过和大家交流，我们逐渐了解到，各种辅助生殖技术的适应证都有严格规范，并不是想做"试管"就能做"试管"，每对夫妇的情况不一样，治疗方案自然也不一样。

既来之则安之，我和晓玥商量好：既然选择了辅助生殖，就要相信医生，医生怎么说，我们就怎么做。

没想到，第一次人工授精失败后，医生果断建议我们尝试试管婴儿技术，我和晓玥既高兴，又紧张。

高兴的是，不用在已经失败一次的路上再做尝试；紧张的是，通常在我们这个年龄是不会轻易尝试试管婴儿技术的，医生这么果断，是否代表我们的问题很严重？

医生好像看透了我们的心思，主动说："没事，你们不是也想早点儿成功吗，既然各项指标都符合试管婴儿技术的要求，那就先尝试一下，放心，一切有我！"

时间在用药、打针、促排卵、取卵中一天天过去……

促排卵针有的要打在肚子上，有的要打在臀部，有的可以在家自行注射，有的必须去医院注射。没人知道我们在尝试试管婴儿，晓玥不想为此频繁请假耽误工作，所以常常是自己偷偷去卫生间注射。因为不得要领，很快，她的肚子就被戳成了彩色地图……

我看着心疼，却只能帮她热敷缓解。我不止一次告诉她，如果不想忍受这种痛苦，我们干脆顺其自然，即便没有孩子，我依然爱她。

听到我的话，晓玥总是轻轻一笑，说："还好！没事！"

这样的周期，晓玥先后经历了三轮。第一轮、第二轮促排卵，晓玥进行了四次移植，都失败了。

医生从未将失败的原因归结为晓玥的子宫内膜受损，或是我的精子活力不足，晓玥倒是在第四次移植失败时主动问起："会不会和以前流产过多有关？"

医生看似轻松地宽慰说："不一定！再试试其他方案吧，你们这么年轻，不要着急。"

我嘴上说着"谢谢医生"，心里却想着"再也不做了"，拉上晓玥出了诊室。

走出医院，我对晓玥说："别做了，没孩子我们一样会过得很好！"

晓玥却说："最坏的结果咱们都不怕，为什么不再试试？不试肯定没希望，试试说不定就能成功！"

隔了一个多月，晓玥对我说："我今天又去见了医生，咱们再试试。"

我知道晓玥的脾气，她作出的决定往往很难改变，于是我选择支持她，但也和她约定"事不过三"，这是最后一次。

很多事可能就是这样，之前的"两促四移"，每一次我们都信心满满，期待多多，结果却不尽如人意。这一次，促排卵的结果远不如前两次，我因为并未抱有太大希望，整个周期很少和晓玥提起这件事，只是每天尽可能地哄她开心。

医生说："没事，如果质量好，一个受精卵就够了！"

没想到，恰巧这"最后一次"的尝试，就真的成功了！

晓玥在确认怀孕那天，终于主动给她的母亲打电话报喜。

她的母亲在电话那头沉默了好久，然后哽咽着说了句："真好！"

我知道，这个"好"，说的不只是晓玥腹中的孩子，更是当下晓玥以及她们母女之间渐渐和解的状态。

希望这个孩子的到来，能逐渐温暖晓玥多年来被亲人伤害的冰冷的心。

假如一切可以重新来过，我希望晓玥可以免去婚前所有的磨难，爱护自己的身体，不单为婚后生养子女，更是为自己的健康。

假如一切可以重新来过，我相信自己一定不会养成吸烟、饮酒、熬夜的习惯，因为这并不是对自己、对家人负责的行为。

当然，一切不可能重新来过，所以，我和晓玥会把成为准父母作为新一段人生的起点，对自己的健康负责，对孩子的幸福负责，营造一个温暖有爱的家。

B

钱琨和晓玥的"好孕"故事让我们从另外一个角度看到了很容易被忽略的男性在就医过程中的经历。

怀孕生孩子这件事，看起来是女人的事，来就诊的女性往往会对就诊的各个环节都有所了解，男性则大多懵懵懂懂地跟在她们身后，对于就诊的相关内容了解不足。

我时常会看到、听到候诊的两口子双双黑着脸，拌嘴甚至发生争执，原因多是由于女方认为所有人都会把不孕的原因归结于自己。

越来越多的数据表明中国育龄夫妇的不孕不育率从 20 年前的 2.5%～3%，逐年上升为现在的 12%～18%，不孕不育呈现出年轻化趋势。

先看客观环境。我们生活的环境，不只是生态环境，还有人文环境。从吃到嘴里的，到看到眼里的、吸收进思想里的，从物质到精神，无不在很大程度上影响甚至决定着我们人格的形成和身体的发育。

社会快节奏发展给人们带来了重重压力，长期精神紧张、熬夜加班、饮食作息不规律，很容易影响人体内分泌系统，再加上吸烟、饮酒、久坐等不良生活习惯，都在或多或少蚕食着年轻人的生育功能。

随着时代的变迁，人们对婚姻家庭的态度发生了巨大变化，离婚率不断上升，在单亲家庭中成长起来的孩子往往渴望拥有健全家庭的温暖和安全感，同时又会对家庭的意义、婚姻的责任产生困惑。

据统计，我国每年人工流产高达 1 300 万人次，占世界流产手术量的 1/6。有些女性甚至有过不规范流产的经历，这对子宫内膜伤害巨大，必然会增加之后孕育的困难程度。

女性不孕，卵子质量固然重要，但子宫内膜情况也不容忽视。反复流产让子宫内膜越来越薄，即便成功怀孕，在菲薄的子宫内膜上，胚胎也很难"扎下根"。道理很简单，在贫瘠的土壤里，再优质的种子也很难生长。

不仅女性需要警惕，男性亦然。

所谓不孕不育，是由女方不孕和男方不育两方面因素构成的，绝不是任何一方的问题。在不孕不育的病因里，男性因素所占比例正逐年增高，由二十年前的不足 20% 攀升到近年的接近 50%。

过早进入性生活，吸烟、饮酒、熬夜、久坐等不良习惯，很可能会影响精子质量，导致日后的难育。

钱琨和晓玥是门诊中留给我深刻印象的一对夫妇，他们向我传达的是一种良好的婚姻状态，一种充满人间烟火气的安稳松弛。

这样的夫妻关系，哪怕双方身体基础条件欠缺一些，成功怀孕的概率也会比关系不睦的夫妻更大。

我这么说是有依据的。

一起来看看钱琨和晓玥的身体基础条件：钱琨，24 岁，据他本人陈述，为了多赚些钱，他一个人打了两份工，高中毕业后的四年里每天睡眠不足五小时；兼职工作需要熬夜、久坐；平时节衣缩食，省吃俭用，吃饭方面只求吃饱，完全不考虑营养问题。所有的一切在检查报告单上呈现为"精子质量低、活力极差"，也就是临床上常见的轻度少弱精子症。

一般情况下前向运动率 ≥ 32%，精子浓度 ≥ 15M/mL，精子畸形率 ≤ 96% 视为精子基本正常。

当然，引发钱琨精液质量下降的原因是根据他所述的推论，不过临床上确实有不少看起来精壮的年轻人，精液质量却糟糕透了。所以，不管什么职业，无论什么年龄，大家都应该关注自己的身体健康，如果计划进行辅助生殖，男性应该进行精液质量检查。

晓玥的主要问题是卵巢功能减退，多次人工流产导致的子宫内膜过薄，碘油造影提示子宫形态异常，可能存在粘连，两侧输卵管不甚通畅。

子宫内膜过薄大多是由于多次宫腔手术操作史，特别是多次人工流产史所致，一旦过度诊刮损伤了子宫内膜基底层，内膜就很难恢复，胚胎就很难着床。

固然，医生可以通过口服或经阴道塞、抹相关雌激素类药物来调整子宫内膜厚度，但在实际操作中发现调整子宫内膜至理想厚度难度极大。内膜病理性菲薄是不孕症治疗的难点。所以，女性应该关爱自己的身体，避免不必要的宫腔操作和人工流产手术。

人工授精和试管婴儿技术有何区别

人工授精

人工授精（artificial insemination，AI）是将精子通过非性交方式注入女性生殖道内，使其受孕的一种技术，包括使用丈夫精液人工授精（artificial insemination with husband sperm，AIH）和供精者精液人工授精（artificial insemination by donor，AID）。按国家法规，目前 AID 精子来源一律由国家卫生健康委员会认定的人类精子库提供和管理。

具备正常发育的卵泡、正常范围的活动精子数目、健全的女性生殖道结构、至少一条通畅的输卵管的不孕不育夫妇，可以实施人工授精治疗。

常规流程 将精液洗涤处理后，去除精浆，取 0.3～0.5mL 精子悬浮液，在女性排卵期，通过导管经宫颈注入宫腔内。人工授精可在自然周期和促排卵周期进行，在促排卵周期中应控制优势卵泡数目，当有 3 个及以上优势卵泡发育时，可能增加多胎妊娠发生率，建议取消本周期。

体外受精 - 胚胎移植

体外受精 - 胚胎移植（in vitro fertilizatiion and embryo transfer，IVF-ET）是指于女性卵巢内取出卵子，在体外与精子受精并培养 3～5 日，再将发育到卵裂球期或囊胚期的胚胎移植到宫腔内，使其着床发育成胎儿。

常规流程 药物刺激卵巢、监测卵泡至发育成熟，经阴道超声介入下取卵，让卵母细胞和精子在模拟输卵管环境的培养液中受精，受精卵在体外培养 3～5 日，形成卵裂球期或囊胚期胚胎，再移植入子宫腔内，同时进行黄体支持。胚胎移植 2 周后测血或尿 hCG 水平确定妊娠，移植 4～5 周后超声检查确定是否宫内临床妊娠。

送你一枚
军功章

患者档案

女方：夏清华，30 岁。

男方：姚浩，28 岁。

病因：女方，盆腔炎症导致一侧输卵管梗阻，一侧输卵管通而不畅；卵巢功能减退，排卵障碍；月经周期紊乱。男方，职业原因导致聚少离多，轻度弱畸精子症。

累计治疗时间：2 年。

治疗经历：卵泡刺激素（FSH）9.42IU/L，黄体生成素（LH）4.22IU/L，雌二醇 34.0pmol/L，双侧基础卵泡数量为 4～6 枚，抗米勒管激素（AMH）1.92ng/mL。男方冷冻保存精液。第一个周期采用超长方案促排卵，取卵 5 枚，冻精解冻后采用第一代试管婴儿技术受精 4 枚，其中 3 枚为优质胚胎，移植鲜胚 1 枚，临床妊娠。

目前情况：采用试管婴儿技术受孕，单胎妊娠。

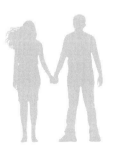

A

　　还有五天，就要和肚子里这个已经相伴九个多月的小家伙见面了，心底时不时响起龚玲娜《忐忑》的旋律，如果不是身处部队营区，不是担心吓着此时正在厨房里忙碌的婆婆，我真想放声大唱《忐忑》："啊哦唉……啊嘶嘚啊嘶嘚……"

　　家属院里刚生过宝宝不久的两个新手妈妈每天都会给我传授"真经"："你现在盼着他出来，等到真生出来了，你就会觉得还是待在你肚子里省心，等孩子生出来了，你想要睡个好觉可就难了……"

　　现在的我想，不睡就不睡，我真想就那么一直看着他长大，长成他自己喜欢的样子。每当听我这么说，电话那头的老公总会说："像你就很好！"

　　曾几何时，我是一个内心极度自卑的女孩。

　　不知道什么原因，我从小就被亲生父母抛弃，是养父母给了我家庭的温暖，把我养大、送我入伍。

　　在部队这个大家庭中经过淬火锻造，我从丑小鸭变成了火凤凰。对，我就是火凤凰！选择当兵，当特种兵，当英武、勇敢的特种兵，是我人生最正确的选择，这美好的经历也是我人生最绚烂的风景。

部队把我从一个自卑的女孩，塑造成一名优秀的战士，这"优秀"不仅体现为各种荣誉，更是一抹发自内心的自信。

我以为这已经是老天对我最大的恩宠，没想到，在军营里，我还收获了专属于我的爱情——比我小两岁的爱人姚浩。

姚浩虽然年纪比我小，却时时处处照顾我、包容我，更让我感恩的是，公婆待我的好居然真的胜过对他们的儿子，以致他经常在和我视频的时候"抱怨"说："老婆，你说我不会也不是亲生的吧？"

我只好憋着笑，一边注视着他澄澈的双眼，一边用手抚摸肚子，安慰道："放心，你和他一样，肯定是亲生的！"

当初和姚浩虽然互生好感，但是按照当时部队的规定，都在服役的我和他得有一方退出现役才能谈恋爱。

我特别珍惜军营给予我的一切，喜欢这身不亚于给我第二次生命的军装，如果一定要作出选择，我宁愿放弃爱情。所以每次首长关心我的个人问题时，我总是坚定地说"没有男朋友""暂时不考虑"。直到有一天首长急了："男大当婚，女大当嫁，你都27岁了，怎么还没找对象？"接着对身边的政委说："这是我们对官兵关心不够啊！"

看见两位领导一脸痛心疾首，我只能在心里说："不是没有，也不是不想有，只是现在不能有！"

接着首长正色对政委说："这个任务就交给你了！关于官兵婚恋的最新规定就要出台，对一些既往的规定进行了调改，我可不希望下次来时这'小鬼'还是单身！"

这下可好，首长前脚刚走，政委后脚就请我到他办公室"喝咖啡"：到底有没有？从实招来！如果真没有，马上落实！

由于情况不明，我当然不能轻易说出和姚浩暗生情愫的事儿，只能和政委说确实还没有。

没想到这次谈话后没几天，首长提到的新规定就正式出台了，按照新规定，我和姚浩的情况完全合乎部队的要求。

最高兴的是姚浩，他居然先发制人，偷偷联系了我的战友们，在一个周末给我来了个"突袭"表白。

政委当天就收到了"情报"，一改往日"慈祥如母"的做派，"简单粗暴"地说："小伙子人不错，如果你觉得合适，那这事儿就定了！"

在政策利好、领导支持的情况下，姚浩开始三天两头地嘘寒问暖、送关心，还充分发动我周围的战友作为助攻。

我对姚浩也非常满意，在和家人沟通后，我接受了这位军医爱人。

军营的集体婚礼特别有意义，虽然没有豪车盛宴，却有着重金难买的专属于军人的隆重、庄严和神圣，让我俩终生难忘。

虽然已属晚婚，但我并不自知，总觉得还没尝够青春的滋味。

新婚不久，全军特战比武在即，双军人的家庭容不下花前月下，上级领导命令由我领队参赛，我备感压力。

我从小就自卑，虽然养父母悉心抚养我长大，虽然部队的领导和战友给了我温暖和关心，但我不想因为婚姻而影响工作，怕被其他人说闲话，曾经所有的荣誉似乎都成为如今压在我背上的重担。

姚浩也感受到了我的压力，他告诉我，如果不开心就告诉他，他会一直陪伴在我身边，他开导我逐渐放下那些不必要的负担，更是在日常生活中给我以无微不至的照顾。

对我而言，姚浩的言语和行动显得格外珍贵且温暖，让我的心情逐渐舒缓下来。

有一天，我用一款软件合成了一张我们未来孩子的照片，望着那个陌生的小家伙，眼角眉梢像他似我，大概就是从那一刻起，我对拥有自己的孩子产生了无限憧憬……

曾经，我对亲生父母究竟为什么抛弃我存有执念，我恨过。渐渐地，我长大了，想过也许他们也有苦衷，想必并非不爱我，于是，我选择原谅。这一刻，我想成为母亲，一个绝不抛弃自己孩子的母亲。

经过我和队员的不懈努力，终于不负领导的期望，我们圆满完成了全军特战比武任务。荣誉代表过去，我知道，自己应该进入人生的另一个阶段了——养育自己的孩子。

没想到，原以为再简单不过的事，却出了问题。和姚浩结婚后，我本打算用一年时间速战速决地完成"当妈妈"这个任务，没想到一年多过去了还是没怀孕，我有点儿急了！

战友告诉我，部队从2017年8月开始，对患不孕不育症的育龄夫妇实施常态化诊治。

不孕不育？我怎么和不孕不育搭上关系了？我内心非常抗拒这四个字。

战友继续给我解释：这是一项部队对于不孕不育夫妇的关爱政策，很多长期分居的官兵就是通过这种方式生育孩子的。

我向姚浩转述了战友的话，问他是否愿意尝试"试管婴儿"。没想到，姚浩比我更抗拒，他坚决不同意尝试，反复说："不行不行，'试管婴儿'和我们有什么关系？"

我好奇于他的过激反应，而他除了"不行"，并没有给我更多解释。

看着他憋红的脸，我忽然明白了，所谓"不行"的背后，是他怕自己作为男子汉的尊严受到质疑。

他认真的样子把我逗乐了，于是我非常善解人意地表示："对，我也是这么想的，我们不需要'试管婴儿'。"

后来的一段时间，表面上我和姚浩都暂时放下了这件事，但私下里，我却学习了很多关于试管婴儿的知识。我知道，如果我继续做姚浩的工作，他或许不会反对尝试"试管婴儿"，但我并不想在这件事上去强力说服他。

也许，我和他需要一个契机？

契机真来了！

部队开展了维和队员的选拔工作，我看得出姚浩很心动。

维和队员的选拔相当严苛，而且一旦选上，一去就是一年，我想借这个机会顺理成章地劝他完成"冻精"。

更加巧合的是，我一直咨询的生殖医生——老钱；正好和姚浩一位交情匪浅的战友在同一个城市，于是我计划在我们休假的时候"顺便"去拜访一下那位战友。

见面之后，战友提出了一个"双收获"计划，即在当地医院冻精，维和一年回来抱孩子。

姚浩欣然接受了战友的建议，扭头和我商量，我当然非常赞同。

后面的一切都进行得非常顺利，姚浩完成冻精后我们回到驻地，姚浩也如愿以偿地通过选拔，成为维和队员。

一切圆满，我和姚浩各有期待，都很高兴。

在姚浩准备出发的同时，我也开始按照计划推进"生娃工作"，在驻地医院用药促排卵。

姚浩前脚刚出发，我后脚就去老钱那儿取了头一次促排成功的五枚卵泡。

周六取卵完毕，周日我就回到部队。

周一老钱通知我，配成了三枚质量不错的胚胎，周二可以准备移植。

我脱口而出："这个周期真的行吗？"

电话那头的老钱愣了一下，说："你明天能来，就可以。"

放下电话，我纠结了一个多小时，给自己做了诸多心理建设，才去和领导请假，没想到领导二话没说就准了假。

于是第二天我准时出现在老钱的诊室，完成了胚胎移植。

在老钱的诊室外，有很多病友，她们对我非常友善，常常主动和我聊起她们的就医经历，并给了我很多善意的治疗建议。我微笑着接受了这些善意提醒，对陌生病友的关心心怀感激。

也许是因为姚浩从未让"不孕"成为我的压力，也许是领导、战友给予我的支持，也许是陌生病友给予我的关爱，我竟然特别幸运地经过"一促一取一移"就成功了！

写完这篇故事的时候，我肚子里的小家伙已经出生快一周了，是个非常健康活泼的男孩，小名叫作"军功章"，成为他的妈妈，是我此生最为珍视的"荣誉"。

B

周五清晨，忙活着赶去医院门诊，发动汽车前，我瞄了一眼手机，一条信息跃入眼帘：一个新鲜出炉的襁褓男婴照，胸前放了一枚闪闪发光的军功章。我知道，这一定是那位女特种兵的宝宝。

路况很好，好到让我把汽车开出了战斗机的感觉。有特种兵的喜讯加持，果然不一样。

明明可以就近在驻地接受治疗，偏偏要来到异地，姚浩的心思很好懂。

别说姚浩，我当初也担心自己会不育。直到儿子出生了，我那一颗提着的心才算落下。

目前，男性生育力下降问题备受关注。记得 2000 年我刚工作的时候，世界卫生组织关于男性精液密度的及格标准是每毫升两亿个，而现在的及格标准是一千五百万。这和现代人的生活、饮食、起居等习惯以及心理因素息息相关。

男性不育症中除了精子质量问题（即男性的精子数量和质量无法让女性自然受孕）外，还有另一部分原因——性功能障碍，即夫妻双方无法正常完成性交、男性的精液无法正常射入女性的阴道。研究和临床实践提示超过 80% 男性的性功能障碍是心理因素导致的，而且这种心理因素有剂量累加效应，越不行越害怕，越害怕越不行。这就是生殖科医生会强调不孕不育要"男女同诊同治"的原因。

一般说来，不孕不育中女性因素占比为 40%～55%，男性因素占比约 40%，双方因素占比为 10%～20%，还有一种"不明原因"约占比 10%。在传统观念中，一谈到不孕，首先想到的就是女性有问题，包括女性自己也常常这么认定。我接待过很多单独就诊的女性，大多首先怀疑"可能是我有问题""我先查吧，没有问题再说"，对医生"双方同时面诊"的要求表现出畏难情绪。男性不愿意来医院检查的原因大多碍于面子，心理上抵触，感觉一旦自己接受检查就意味着"有问题"，这其实是大男子主义在作怪。相对于女性来说，男性的检查非常简单，也更容易明确诊断。根据男性精液质量的检查结果再去对女性进行检查往往针对性更强、效率更高。

我曾经碰到过一个极端案例，男性曾经单独在医院进行检查并被诊断为重度少弱精子症，这种情况除了试管，夫妻双方几乎不可能自然受孕。但男性居然为了所谓的尊严向妻子隐瞒了自己的病情，而是说检查证明自己一切正常。于是为了生子，女方多方求医，精神和身体几乎处于崩溃的边缘。后来女方来到我所在医院就诊，由于我坚持没有检查报告就不能判定男性没有问题，最终男方不得已重新进行检查……最后这对夫妇通过试管婴儿孕育了自己的孩子。

最初看到夏清华和姚浩这对夫妇，确实被他们身上特别的精气神打动，真正是行如风、站如松、坐如钟。每次见到他们，一贯微微哈腰坐着的我都忍不住把后背直了又直。

看他俩的病历，直觉问题不大。夏清华双侧输卵管的问题应该是长期慢性盆腔炎导致的，一侧完全梗阻，一侧通而不畅。即使是通而不畅的输卵管，其拾卵和运输卵子的功能也已经基本丧失，自然怀孕的概率极低，而且宫外孕的风险极大。

冻精、试管婴儿对姚浩和夏清华夫妇而言是最经济、最有效、最快捷的治疗方式，毕竟如果等姚浩结束维和任务返回再考虑试管婴儿，夏清华可能会错过最佳生育年龄，更何况她的卵巢功能正在减退，有些事，特别是生育，也许这次错过一辈子就会错过。

军人就是军人，简单沟通后，我们就一致决定采用试管婴儿这一治疗方案。双方完善术前检查，男方签署冻精的授权委托书，女方开始用药并预约下次就诊时间，一切高效而有序地进行着。在治疗过程中，我反复征询了他们的意见，我可以出具诊断证明帮助他们回部队医院进行治疗，但夫妻双方异口同声地拒绝了这个提议。后来夏清告诉我，就诊过程中的愉悦和放松让她一直没有后悔当初的选择。

很多时候，我们不能将不孕不育称之为"病"，因为对于没有生育需求的夫妇而言，它不影响正常生活，也不需要治疗。所以对于不孕不育的治疗，不应该将其理解为"雪中送炭"，更多的其实是"锦上添花"。所以，大家来就诊，需要放宽心，不要轻易给自己戴上"有病"的帽子。很多来生殖科就诊的夫妇会奇怪，为什么我们自己在网上查询发现"问题非常严重"，医生看了检查单后却说"没事儿""问题不大"，这是医生不负责吗？恰恰相反，这是医生对自己专业能力自信的体现。人体好比一台复杂且精密的机器，偶尔出现一些小故障再正常不过了，大多数时候只需要稍加"维护"即可。时时刻刻紧张担心，反而可能横生枝节。

说回到夏清华。

从第一次接到微博问诊开始，我就觉得这是个很有方向的姑娘。当时，我并不知她是军人，只觉得她提问题的思路清晰，讲述的目标明确。这样一来沟通效率就高了很多。经过一次问诊，我就对这对夫妇的病史有了基本了解；再次问诊，她就确定了面诊的行程计划。

夏清华身上时刻体现着军人的坚毅，每次她都是独自一人带着男方的授权委托书来取卵，结束后当天就乘坐高铁返回部队；没过几天又独自一人来移植，接着再次返回；移植后，她也没有任何纠结，不仅做到正常生活，而且是常态工作。移植后第 14 天验孕成功，她完全没有执着于 hCG 的翻倍情况，生活和工作一切如常，直到 B 超见到胎心。

夏清华在没有耽误任何工作的前提下圆满完成了她的孕育计划，其中重要的一点是完全遵从了医嘱。

关于胚胎移植后的注意事项，我几乎每天都在和不同的患者反复交代要"正常生活"，总有人会问我"怎么才算是正常生活？如果不注意，万一移植进去的胚胎掉出来可怎么办？"

所谓"正常生活"，就是在改变不良生活习惯的前提下，按照移植前的模式生活，该吃时吃、该睡时睡，稍加注意饮食卫生、做事慢一点儿，遵照医嘱按时吃药、打针，偶尔忘了及时补上即可。

当然，对于那些移植前习惯于"放飞自我"的患者而言，移植之后的生活方式该收敛还是要收敛。毕竟麻辣烫、冰棍儿放开吃，咖啡、啤酒敞开喝，就算是普通人也有可能受不了……

对于过于小心的"躺平派"，以及认为移植成功就万事大吉的"放飞派"，都不属于"正常生活"的范畴。

儿子出生后，夏清华似乎把更多的注意力转向对在外维和丈夫的惦念上。

我也接诊过一些军人夫妇，他们大多聚少离多，一个在部队保家卫国，一个在地方守护家庭，其中的酸甜苦辣，并非我们能够体会。因为夏清华的缘故，我也对姚浩多了一丝牵挂。

好在，一年后姚浩顺利完成维和任务，平安归来！

前几天，夏清华和姚浩突然出现在我的诊室外，带着他们已经快半岁的穿一身迷彩服的儿子。

没有鲜花，只有一块姚浩在执行任务中获得的奖章，夫妻俩坚持要把这枚奖章送给我以示感谢。

我把小宝宝抱在怀里，郑重地把奖章放在小宝宝的胸前，和姚浩、夏清华合影，之后又郑重地把奖章交还给姚浩，他才是这枚奖章当之无愧的拥有者。

我告诉他们，留下这张包含一个宝宝和一枚奖章的合影，就是他们送给我的最有意义的"军功章"，我一定会珍藏。怀里的小宝宝好像听懂了似的，对着我咯咯笑了起来。

这就叫"军功章里有你的一半，也有我的一半"吧，开车回家的路上，我的脑海里总回荡着这首老歌的旋律……

这是
谁的孩子

患者档案

女方： 吴悠悠，31 岁。

男方： 丁晓波，34 岁。

病因： 女方，卵巢功能减退导致月经不调，月经不规律；男方，无精子症。

累计治疗时间： 7 年。

治疗经历： 在外院女方单向针对内分泌失调经中西医结合治疗两年余，曾被误诊为多囊卵巢综合征。AMH 1.908ng/mL，双侧基础卵泡数量 4～5 枚，卵泡期长方案，取卵 7 枚，供精受精 5 枚，全部囊胚培养，形成 2 枚囊胚，冷冻 1 枚，新鲜周期移植 1 枚，临床妊娠。

目前情况： 试管受孕，单胎妊娠，足月分娩一健康女婴。

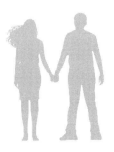

A

今天是孩子一岁的生日，望着眼前这个肉嘟嘟、粉扑扑的小姑娘，感觉我的心都要融化了。

昨天立冬，一阵凄风苦雨让我的心情也沉入冰河；今天，雨过天晴，心境自然也就开朗了。

午后，暖阳倾泻在客厅飘窗延伸出来的矮榻上。时隔将近两年，现在的我终于可以确定自己不后悔当初的选择，写下这些文字，也是希望给正奔波在相似求子之路上的人们一点儿提示吧。

决定采用供精方式之前，一位医生姐姐找我们谈话，签字前，我好像还没完全理顺，于是问道："那么，生出来的孩子到底是谁的呢？"

医生姐姐说："当然是你们的！不用担心，婚姻存续期内，因为男方无精子症导致无法妊娠，经你们双方一致同意，选择人类精子库的精子标本受孕生下的孩子，就是你们'亲生'的！除非有明确的司法需要，精子的供者无权追溯精子去向，受者也不能追溯精子的来源。"

我和他对视一眼，对着医生姐姐点了点头。

医生姐姐对着他再次补充："一定要想好了，签了字就表示认同这个可能出生的孩子和你们夫妻具有法律意义上的亲子关系，你们对这个孩子有抚养、教育的义务，即便和他没有生物学上的血缘关系。这一点，我想你们应该很明确吧？"

他连连点头："当然！这是我们共同的决定，他当然是我们的孩子！"

医生姐姐这才再次把文件推到我们跟前，他和我郑重地签下了各自的姓名。

孩子出生，经历了短暂的初为人父的喜悦之后，他常常定定地望着孩子，问我："你说，这是谁的孩子？"

我总是一瞪眼："说什么呢，她当然是你和我的闺女。讲话也不注意一点，你别以为孩子小，听不明白。"

每一次，他都和第一次在医院里听医嘱时一样若有所悟，但隔不了多久就会再一次提出这样的问题——这是谁的孩子？

我心里总会隐隐担心，感觉这个孩子是他心里一根拔不掉的刺。为了帮他慢慢接受孩子，我会时不时把孩子抱到他跟前："你看，吃谁家的饭就跟谁像，看你闺女这眼睛，跟你一样，大得像铜铃……"

他会抱过女儿，又好气又好笑地对我说："又不是黑猫警长，大眼妹就是大眼妹，我闺女就是个好看的大眼妹！"

我以为时间会是治愈一切的良药，等孩子能开口叫爸爸了，他就会放下心结，发自内心地接受女儿。

但是我错了。

所有的努力，被他多年未见的朋友一句实则玩笑的话击得粉碎："晓波，你闺女长得还真不像你，可比你漂亮多了……要我说，是取了你和悠悠的优点，真会长！"

后半段话他大概直接忽略了，而前半句话，则直中他的软肋。

我心知"要出事"。

一个月后，我们离婚，在孩子刚满百天不久。

没有争吵，心平气和。婚内共同财产，他什么都没要，直接搬了出去。

因为我们双方父亲身体都不大好，所以我们约定一年内不告知双方家人我们离婚的事情。要是问起，只说他工作需要，出差多。

今天，是孩子的一岁生日。

满月酒、百日宴都省略了，老人们原本想着在周岁时给孩子好好庆祝一下，也被我借口婉拒了。

女儿刚刚喝完奶，又睡了。

从走出民政局的那天开始，我也会经常问自己："这是谁的孩子？"可是无论问过多少次，我的答案都只有一个——她是我和晓波的女儿！她当然是我的女儿，是我怀胎十月生下了她；无论将来怎样，晓波都是她的父亲，这是谁也无法改变的，哪怕只是在法律层面。

谈到离婚时，晓波曾经泪流满面地对我说："我不知道她到底是谁的孩子，从她的眉眼之间，我找不到一丝一毫自己的影子！我怕有一天，我伤害到她，那可怎么办？对不起……"

任凭我把当初医生的话翻来覆去说了多少次，他都无法真正听进去。

那一个月，他瘦了八斤，睡不好、吃不香……整个人都垮了。

当我在离婚协议书上签字后，他告诉我："除了你，我没有爱过其他女人。"

我想，我足够了解他、相信他，也理解他，我期待时间真的能熬出良药，治愈他的心病。

我和晓波结婚八年，前三年我们没有刻意避孕，但也没着急要娃，即便没有怀孕，我们俩也并未在意。

结婚第四年，我 26 岁生日刚过，身边一个"90 末"的同事，新婚才一年就去做试管了，由同事想到自己，我不禁开始怀疑自己、怀疑他，会不会身体确实有问题？

找了个机会，我自己先去做了检查。

我的月经不规律是老问题，妇科医生说月经规律才易于怀孕，便于计算排卵日、易孕期。于是，我先后尝试了中药和西药，关注起自己的月经周期。刚开始，我每天按时吃药，算着日子等着"老朋友到访"，大概和我情绪紧张有关，后来月经周期反而越来越乱。渐渐地，我烦了，随它去吧，反正我的事业还在上升期，老公不急，公婆不催，我也乐得再逍遥一阵子。

一晃，又过去两年多。我的月经周期终于规律了一些，可是肚子还是没有动静，于是又去了医院。

在门诊前台值班的护士很热心，她小声提醒一位相熟的患者："女人的月经周期可以借助药物调节，不碍事；要是男方有问题，也得及时治疗……"

回家。我试探着问晓波："咱们是不是也要计划一下生孩子的事了，咱俩要不要先去医院检查一下？"

老公眼一瞪，故作生气道："查什么查，想怀孕还不是分分钟的事，我是心疼你，不想让你受生孩子的苦。"

看他胸有成竹的样子，我想，那就等等吧！

半个月后的一天，平时很少饮酒的他，竟然喝得酩酊大醉，回到家后对我叫嚣着离婚。

待他醒了酒，我问他为什么要"离婚"，他满脸无辜地反问我："离什么婚？"

我说："你喝醉了，吵着要和我离婚。"

他一改平日的满满自信，忽然沉默了。

我手里正忙着晾晒洗衣机里刚洗完的衣服，完全没意识到他变脸了，接着说："你不会是想要离婚，所以才不打算要孩子吧？"

他走到我跟前，定定地看着我，轻声说："是我的问题！"

我没听清，晾完衣服回来问："你刚才说什么？"

他从包里取出一张检查单递给我："是我有病！"

在一张我完全看不懂的检查单上，出现了四个我能看懂的字——无精子症。

他本想做个常规检查，继而开始我们的生娃计划，没想到会是这样的结果。拿到检查单的那天，他喝醉了。

我安慰他："没事，有病就治，现在医学这么发达……"

他摇摇头，快速收回我手里的检查单："治不好的，离婚吧！"

我完全没有思想准备，来不及多想，就被他的自说自话激怒："多大点儿事就离婚？"

他冷冷地说："是大毛病，我没有精子，永远不能让你怀孕生孩子！"

我瞬间被他的话惊醒——的确是大问题，月经不规律可以调，没有精子可怎么办？

我定了定神，走过去，在他身旁坐下："结婚是我们一起决定的，只要你还爱我，我也爱着你，别的问题都不算问题！没有孩子，我们就不能过了吗？"

他再次定定地望着我，眼里滚动着泪珠："没有孩子，我们真的还能过吗？"

看他像个孩子般无助的样子，我也忍不住哭了。

没有孩子，我们能不能过下去——这是我后来一直思考的问题。

结婚生子，似乎是绝大多数人的必然选择，虽然时代的发展让很多人选择了不婚不育，但选择不生和被诊断不能生，当然不是一回事。

我们曾经轻松地聊过"丁克"的生活方式，也一起唏嘘远亲不得已抱养孩子的经历，却从来没想过这种事会和自己产生瓜葛。

我想当妈妈，虽然于我而言，我们的情感、婚姻远比孩子重要。

后来，我陪他去了几家权威医院复查，结果大同小异。可是我不甘心，于是就在一个周末上午，我来到了生殖科诊室门前。

望着熙熙攘攘的人群，原本鬼鬼祟祟的我反而释然了：这好像也不是什么见不得人的事情吧？

一位热情的护士问我："是初诊吗？"

我点点头。

护士抬腕看了眼时间，随即对我说："抓紧时间，先去挂号。"

我就这样第一次迈进了生殖科的诊室，在我并不清楚应该怎么办、计划做什么的时候。

看着医生对其他患者和颜悦色的样子，我内心对他产生了一种莫名的信任和依赖。

终于等到我就诊了。没想到，医生看了我手机里保存的几家医院的检查单，听我讲了我们的情况后，竟然问我："你们为什么想要孩子？"

我一下呆住了："因为我们结婚好多年了，他对我好，我也爱他……"

可能是看出了我的窘境，医生连忙说："别急，下次你们夫妻一起来，我再给你爱人做个检查确认一下具体情况，无精子症的病因不同，结局也会有所不同。如果是梗阻性无精子症，完全可以通过睾丸穿刺或者显微镜下取精获得精子，哪怕只能得到一颗精子，你们都有希望；就算真的是先天无精，只要你们确定想要孩子，也不是没有办法，这需要你们夫妻商量后共同决定。"

回到家，我向晓波转述了医生的话，最后有点儿忐忑地问："我们再试一次，万一有一线希望呢？"

晓波没有当场回答我，而是选择岔开了话题。

我知道没必要追问，如果他不想去，我的追问只会适得其反。

过了一周，又是周六。

吃完早饭，晓波说："走，去看看吧！"

我一下就懂了他的意思，窃喜地揣上身份证，跟在他身后出门。

一路上，我小心翼翼，生怕有个不小心又触及他敏感的神经。

这次走进诊室，医生一抬眼就认出了我，他看着我俩的病历说："吴悠悠、丁晓波，你们结婚多久了？"

我答："六年多了。"

医生又问："从来没怀过孕？"

我赶紧说："之前没打算要孩子，所以一直是避孕的，最近一年才考虑要孩子。"

医生对着站在一旁的老公说："丁晓波，我要再确认一下你的精液情况，先去做个检查，可以吗？"

我忐忑地看着晓波红着脸接过化验单，走出诊室，瞬间，我长出了一口气。

医生笑道："放轻松！今天结果可能出不来，下次带着报告来吧！"

我小心翼翼地问医生："如果确实一个精子都没有，还有办法吗？"

医生笃定地说："有啊，可以采用供精，就是用精子库的精子！"

我没反应过来："那还是我和晓波的孩子吗？"

医生："只要你们夫妻双方都愿意，共同决定要这个孩子，他当然就是你们的孩子！"

我没再多问，心想着回头在网上研究研究。于是站起身，满心感激地谢过医生，出门。

晓波的感受应该也不错，我好像看见他在进取精室前还和一个病友聊了几句。回家的路上，我们一路无语，但我能感到气氛是轻松的。

检查结果是晓波自己在 App 查的，和之前差不多。不同的是，这次他决定再去医生那里看看，并对我说"你如果有事，我自己去就行了。"

我思考了一会儿，想到医生这次会说到"供精"这条最后的路，我在场，他会不自在，于是说："我还真有事。"

我通过查资料得知，对于那些男方没有产生精子的能力，或患有遗传性疾病、治疗无法改善的阻塞性无精子症，而夫妻双方又希望生育孩子，那么就可以利用人类精子库中的精子，即采用供精让女方怀孕。

精子库中的精子是经过严格筛选、把关的，在医学层面上肯定健康的；我们永远不会，也不需要知悉供精者的任何情况；由我来生下这个孩子，只要我们不说，其他人大概率不会知道晓波的"问题"。

网上看了不少前车之鉴，如果执着于一定要孩子的话，采用供精，女方相对容易接受些——终究是自己十月怀胎生下的有自己一半基因的亲生骨肉；归根结底，是男方如何看待这件事——这是男方想要孩子的唯一选择。

我尝试换位思考，也梳理过我们的感情，结婚多年，我们深爱彼此，如果不是为了要孩子，我们应该会继续之前相爱的日子，但我实在想要孩子、想成为妈妈。事已至此，不能急，急也无用。我只能等晓波自己想明白后再作出决定。

等他作决定的日子，我一切如常。大约过了两个月。元旦那天，晓波在他当初求婚的酒店预订了下午茶。直觉告诉我，他作出决定了。但结果究竟是喜还是忧，我无从判断。

我们刚落座，服务生就上齐了全部下午茶的饮品和点心。

晓波温柔地看着我说："悠悠，我决定了！"

我抿了一口咖啡，看着他，等他宣布决定。

晓波往杯子里放了一块糖，又倒了一些鲜奶，双手放在腿上，很正式的样子："我爱你，我们该有孩子了！"

顿时，我泪如雨下……

晓波默默递给我一张纸巾："这段时间我一直在想这件事，想了很多、很远。医生说得对，这应该是我们最好的决定。"

我抬起头，任泪水滚滚而下，心里充满了对他的感激……感谢他珍惜我们的婚姻，了解和懂得我的心愿，更感谢他的成全。

作出供精的决定是成功的第一步。晓波的心结打开了，接下来的一切都水到渠成。

针对我们的身体情况，医生为我们选择了人工授精之外的试管供精方案。我们没有任何异议，一切听从医生的安排。

一切都很顺利。一共五枚胚胎受孕，养成了两枚优质囊胚。

医生觉得我各方面条件都不错，怕万一双胎都扎根，对我这种大龄女性后续压力比较大，所以建议先移植一枚，另一枚先冷冻起来，等生完这一胎，如果我们还想要二胎，就可以再移植一枚。

安心移植后，我毫无悬念成功怀孕。整个孕期我没有任何不适，晓波和所有准爸爸一样，每天乐呵呵地在我身边跑前跑后、细心关照；我们和所有准父母一样，耐心等待这个小生命的到来。

可能是在女儿出生后，我关注的重点不可避免地从晓波身上转移到女儿身上；也可能是晓波在内心并没有完全接受供精，总之在女儿百日过后不久，他和我谈起了离婚的想法。

我不知道要怎样劝说和挽留他，只能告诉他我的想法："无论是不是离婚，女儿都是我和他的；无论他是否接受，女儿现在、将来、永远，都只有他一个父亲；无论他是否再婚，我和女儿都会一如既往地爱着他。"

他没有接我的话，只是告诉我："和你分开，我不会再结婚，何必再去害别人？"

这就是我和晓波的故事。

至于现在，我和女儿能做的只有等待。

如果这份依然存在着的爱，能让晓波在漂泊之后决定归家，那么，一定是他想明白了——这个女儿，究竟是谁的孩子。

我会等待，女儿也是……

B

　　根据我这些年的从医感受，对于大众而言供卵的接受度似乎远高于供精的接受度。

　　除去传统观念，可能还有一个重要原因，选择供卵，女方至少可以全程体验孕育生子的过程，是有参与感的；而选择供精，对男方而言好像全程没有参与感。如果遇上不能体恤妻子为此所受的苦累，不能真正迈过藏在心底的那道坎儿的男性，就有可能出现如上文一般不够圆满的结局。

　　秋风起，早晚温差变大，想到此处，我不由缩了缩脖子，把外套拉链向上提了提。

　　上周，负责随访的同事告诉我，根据最新的随访数据，部分当初因为男方无精而选择供精助孕生育的夫妻选择离婚，孩子大多由女方抚育，男方多不愿再提及此事，随访电话多是不接或直接挂断。

　　得到如此随访结果后的一段时间，再遇到需要供精的患者时，我都会犹豫，再三提醒对方"一定要想清楚究竟为什么要孩子，一定不要感情用事"。

我一直不能释怀，既然当初自愿选择供精，信誓旦旦地承诺将会把孩子视如己出，并签署了协议，为什么后来就会全盘否认之前的种种承诺呢？

但转念一想，有多少人早已把结婚誓词里的"不离不弃"忘得干干净净，如此区区协议又算得上什么？

虽然想通了，可是作为一个男性，作为一名生殖科医生，我依然认为那些之前选择供精、之后选择离婚的男人，往往是懦弱的，没有责任和担当的。一旦被确诊没有生育能力，男方可以选择放弃生育，也可以选择离婚。如果心底有刺，不能真正接受供精，又何必让女方承受助孕治疗以及生育之苦？无论如何，作出自己认为适合且能真心接受的选择，才是关键。

在我看来，无论是选择供精还是供卵，都是为了拥有"爱的结晶"。

不论是供精或者是供卵的建议，一定是医生在对夫妻双方病情进行深思熟虑后作出的。当然，确实会有女性患者在我给出供卵建议后，提出疑问"为什么不首先建议供精""为什么在多次促排胚胎质量不佳或者高龄状态多次移植未孕时，首先要怀疑女方的卵子质量？"

道理其实不难理解，于女性而言，卵子数量是有限的，成熟卵子至多不过 500 枚，质量随年龄增长呈断崖式衰退。据目前临床观察，女性超过 37 岁就很难自然妊娠了。

在辅助生殖治疗过程中，为获得较多可用的卵子，医生会在保障身体安全的基础上对女性进行促排卵，促排卵的效果再好，至多可以获得两位数的卵子，更多的时候则只能获得一位数的卵子，这与男性一次射精动辄千万级、亿级的精子数量相比，差别是不言而喻的。

虽然在临床操作过程中供卵难度远大于供精，但正常活产妊娠中，卵子因素占 70%～80%，子宫因素占 10%～15%，剩余的 10%～15% 才是精子因素。在不孕不育症的治疗过程中，医生面临的最大的"拦路虎"是卵巢功能减退、卵子质量下降。

在这场"与时间赛跑"的角逐中，输不起的是年龄，医生能做的，只有尽可能帮患者少走一些弯路，尽可能快速达成目标。

为满足日益增长的供精需求，我国在每个省都会设立一两家"人类精子库"。供精本身相对简单，除了严格的体格检查和流行病学、家族遗传病学调查外，不涉及手术操作。

供卵难度相对较大。在我国，供卵虽然合法，但有明确限制规定，必须是试管婴儿治疗周期中分享的卵子。通俗地讲，A 女士通过试管婴儿技术促排卵获得了足够数量的卵子，她可以选择是否分享，但不能限定分享给谁；整个过程需要医护人员全程参与；供受双方的信息严格保密，不能涉及任何金钱交易。极少有人愿意在自己都不确定是否能顺利怀孕生子的前提下给陌生人捐献自己的卵子。

除了先天或遗传因素外，在临床比较常见的需要供卵的情况有以下三种：首先，独生子女去世，如果此时父母年龄较大，母亲的卵巢功能已经衰竭，无法获取卵子时，往往需要寻求供卵；其次，女性错过最佳生育年龄尚未生育，卵巢功能已经衰竭；最后，部分中年夫妻希望再生育一个孩子，而此时女方卵巢功能已经衰竭。对于最后一种情况，有的夫妻是出于对孩子的爱，所以希望再次生育；有的是一心想生男孩或女孩；有的是老大身体不好，希望再生一个，期待"小的长大了可以照应大的"；有的是夫妻两个认为老大"指望不上"，希望再生一个老有所依。

上述三种情况中，医生碰到较多，也是较愿提供帮助的是第一和第二种情况，至于最后一种情况，即使夫妻决心再大，我多会坚决劝阻。

无论供卵还是供精，相对于技术而言，更多人难以接受的是基因及血缘关系。因此一旦选择供精、供卵，夫妻双方感情基础是否牢靠就显得至关重要了。

无论供精还是供卵，从遗传学角度讲，于夫妻双方而言，总有一方与孩子的关系是"非亲生"。但在生养过程中，双方对彼此、对孩子倾注的爱，应是无差别的。我一直认为在生育和培养过程中倾注的感情以及产生的情愫远远超越所谓的遗传和血缘带来的亲情。父母和子女之间的爱来自长期的相依相伴，来自互动交流，只要有爱，孩子就是夫妻二人"亲生的"。

再说说无精子症。

所谓"无精子症"，是指男方通过体外排精或手淫方法获得精液，连续三次检查，在精液中没有精子的一种症状，严格来说还包括在射精后的尿液中也未见精子。如果在显微镜下观察没有发现精子，检验人员会对精液进行离心处理，有极少部分患者可以通过离心的方法查看到微量精子的存在。如果通过离心后还是找不到精子，还可以通过睾丸附睾穿刺提取精子或者通过睾丸切开显微镜下取精。理论上只要能够找到精子，就可以通过辅助生育的方式让女方怀孕。如果确诊为无精子症而想生育，就需要借助供精了。

导致无精子症的原因有原发性和梗阻性两种。

原发性无精子症可能由先天性睾丸异常所致，如无睾症、睾丸未进入阴囊；也可能由睾丸本身发生炎症、扭转等病变，导致睾丸生精功能丧失所致。

梗阻性无精子症与输精部位功能障碍有关。患者可能存在先天性输精部位发育不全，如先天性曲细精管发育不全等，一些后天因素导致的输精部位异常，如输精管的堵塞等也会导致精子无法排出。诱发后天睾丸及输精部位异常的因素很多，如部分遗传性疾病、放射性损伤、睾丸长期处于高温状态损伤生精功能。因此，建议男性在日常生活中应多加注意，长期泡温泉、蒸桑拿会让睾丸处于高温状态，进而影响生育能力。

另外，也需要提醒一下年轻的父母们，对刚出生的男婴，一定要注意观察孩子的外生殖器，轻柔地摸一摸孩子的阴囊，如果摸不到睾丸就要引起重视。若1岁以内都摸不到睾丸则需要尽早就医。隐睾手术的时间越早，将来可生育的概率就越大。无论男性，还是女性，生殖健康是全生命周期都需要重视的问题。

在这个故事中，丁晓波患上的是非常少见的、睾丸发育不良所致的先天性无精子症，几乎没有任何治疗的希望。所以，在尝试睾丸穿刺也无法取得精子后，供精是这对夫妇生育的唯一途径。

作为男人，他既是爱人的丈夫，也是父母的儿子，在大多家庭中充当着顶梁柱的角色，无精子症患者在确诊之初往往会受到极大打击，这种苦、痛、委屈，无处可讲，无人可诉，于身心伤害极大。

我完全能够理解丁晓波这种复杂、纠结、痛不欲生的心情。但是既然遇上了就不能逃避。夫妻双方最重要的是理清婚姻、家庭和孩子三者的关系，以及三者重要程度的相对排序。在门诊中医生通常会特别叮嘱，这类病情尽量不要让双方父母亲戚知情。如果不得已被双方父母亲戚参与其中，后续家庭伦理问题会更加复杂，小夫妻最后离婚的概率也会更高。

站在医生和男人的双重角度，我想和大家具体分析一下遇上这类情况应该怎么办。在我遇到的患者中，一般不外乎两个大方向的决断——接受或不接受。接受的也分想明白再接受的，和勉强不得不接受的两种；不接受又分为本身生育需求不算强烈而打算彻底"丁克"的，以及直接选择回避而离婚的两种。

作为"理工男"，我认为人生在世，不如意事十之八九。大多数时候，人们终其一生试图追求最优解，殊不知能得"次优"者已是大幸运。

何谓最优解？即在不牺牲任何总目标和各分目标的条件下，技术上能够达到的理想状态。实际上，最优解几乎不存在。

既然最优解的理想状态在现实生活中几乎不可能获得，那么次优解就成为现实生活中人们所能达到的最完美状态。

要获得婚姻乃至人生的大幸福，也是同样道理，即之前所说的关于婚姻、家庭和孩子的重要性排序，进而进行取舍。

我们再回到这个故事本身。

无论供精还是供卵，事实上，科技进步和技术发展让我们有了更多选项。我相信与之对应的家庭伦理和社会观念也将不断进步。很多现在看起来还不能被接受的事物，也许将来就是常态，就如同在多年之前很多人不能接受试管婴儿一样，几十年后的今天，越来越多的不孕不育患者主动选择试管婴儿这种助孕方式。所以，相信大家现在基于现实的种种选择，将来会被社会所接纳，也终将成为最优解。

当然，对于那些本身孕育意愿并不强烈的夫妇，选择"丁克"也无可厚非。我非常赞同这种选择，只要它是夫妻双方共同作出的。其实，是否生育并没有对错好坏之分，我反对的是在接受了供精或供卵生育孩子后，又以此为借口离婚，这是极大的不负责任。

随访中，我们发现有一部分夫妻选择供精或供卵受孕后，会借工作调整等机会离开原来居住、工作的城市，换个工作、换个住处，重新开始一段新生活，暂时或索性永久离开原来熟悉的城市与人群……从结果来看，对于那些顾虑周围生活和工作环境，又有强烈生育愿望的夫妻，确实是一个解决问题的思路。

今天晚上气温特别低，走了快两个小时，身上好像也没出汗。不知道是我想得多、走得慢，还是冬天确实要来了。

在阵阵冷风中，我感叹吴悠悠、丁晓波夫妇自始至终的理性与冷静。将当下困境暂时搁置，或许是他们的一种处理办法？

他们之间，没有争吵、冷战、撕扯，这是对彼此情感和孩子生长最大的呵护。

快到家了，前方路口的商业区一片灯火璀璨。

也许，总有希望值得等待，丁晓波需要的不只是时间，还有空间。

我不知道吴悠悠的期待是否会落空，只晓得在丁晓波缺位的时间里，她将独自辛苦地养育女儿，这个时间谁都无法预计究竟有多久。

最后，我想对丁晓波说，在这个包容、多元的时代，无论如何选择，只要是选择了自己想要的生活，就应该勇敢接受和面对。

所以，别再问这是谁的孩子了！

幸福一家
哆来咪

患者档案

女方： 米灵娜，29 岁。

男方： 唐文强，30 岁。

病因： 女方，宫外孕导致的双侧输卵管梗阻；男方，精子活力欠佳。

累计治疗时间： 半年。

治疗经历： 拟试管婴儿技术助孕，灵活短方案促排过程中卵子自排，夫妻双方未严格避孕，自然妊娠三胎。

目前情况： 促排过程中自然受孕三胎，行减胎术后，34 周早产分娩一男婴。

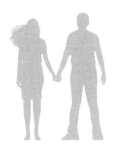

A

我是在生完二女儿，经历了危险的三胎宫外孕手术后，老老实实上了宫内节育器，以免再次"中奖"。然而，在三孩政策正式落地之后，我再次当妈妈的心思又呼之欲出了。

取下宫内节育器是第一步，一切顺利；备孕是第二步，久久没有期待中的结果。

我心里犯了嘀咕：是"弹药问题"还是"目标地故障"？淡定，淡定，再等等。

可是精心"备战"三个月，我的肚子还是没有动静。不行，找医生去！

家门口就有个医院。本来我打算去妇科检查一下，眼看前面几个人挂的都是生殖科的号，于是顺嘴问了一句："生殖科是看什么的？"

排在前面的两对小夫妻同时扭头答我："生孩子呀！"

我满脸问号："生孩子不是应该看妇产科吗？"

挨我更近的女孩子笑了："如果长时间备孕却没有好消息，那看生殖科肯定更专业。"

听着女孩子的话，我若有所悟："好，那我就也挂个生殖科看看吧。"

等坐到医生跟前，我这一张早已不算稚嫩的脸居然憋得通红。和一个男的，哪怕他是个专业医生，怎么聊生孩子有困难这件事？

医生却似习以为常："第一次来吧？备孕多久了？"

我点点头："取环大半年了！我之前是很容易怀的，这次不知道怎么……"

老钱有点诧异："生过？"

我嘴一张："啊！生两个了！"

老钱先是吃了一惊的样子，但随即又放松下来，继续问道"前两个都是女儿？"

我点点头。

老钱："怎么，想要个儿子？这可没人能给你保证啊！"

我脱口而出："没这回事，顺其自然就好。"

我渐渐开始自如地、一点一点"挤牙膏"："前面都是很容易怀的，就这回……"

老钱看了看病历："前面怀的时候你多大？现在都快三十了，有困难也正常"，然后扭头对助理交代："常规检查"，接着又转脸对我说："先去建档，然后缴费、检查，下次带着相关证件，让你爱人一起来做检查。"

听他轻松的口气，我也放松了："生完老二没半年，就又怀了，但是是宫外孕，这次备孕不成功会不会和那次手术有关系？"

老钱听完便让助理为我安排宫腔镜检查，然后对我安慰道："很有可能，不过都会有办法的，别太紧张，一步步来，没事的。"

第二次去医院是个周六，碰巧女儿那天没人照顾，我和老公索性带着两个女儿一起去了医院。

我们习以为常地穿着和两个女儿配套的亲子服，没想到却成了候诊区姐妹们围观的"风景"。

姐妹们满是羡慕地围着我们，不时有人对老公说："看，两个女儿多好啊！"

老公"人来疯"般不由自主说道："要是政策允许，我们都想生个家庭篮球队呢！"

我在心里回他："我才不想要什么家庭篮球队，电影《音乐之声》里的五女两男才是最佳配置！老三最好还是个小妞！"

后来，护士长悄悄告诉我，本来候诊区的气氛多是紧张而焦虑的；之前也有带着孩子来就诊的家庭，但和你们家的氛围完全不一样，好像总是带着点儿不满足的情绪，但你们俩带孩子来，我们这儿的气氛立刻就不一样了，挺好的！

我和老公都是独生子女，二孩政策没放开时，甚至从我们谈恋爱起，我们就商定好：至少要生两个，能有双胞胎就更好了！可惜我们两家都没有双胞胎的基因。作为独生子女，我们都觉得一个孩子太孤单了。

身边好多朋友、同事都不能理解我俩"以生孩子为乐趣"的念头，总会说："你们俩不会是家里有矿吧？我们生一个孩子都快勒紧两代人的裤腰带了。"

正如他们不理解我们一样，我们也特别不理解他们——为什么每个孩子都得按照独生子女时代"王子""公主"的最高标准去养育呢？我们祖父母那一辈，好多人家都是三五个孩子，不也都养得健康茁壮？

我和文强都出生在军人家庭，我们的母亲是曾经一起当过兵的战友。因此，我们两个从小就生活在"军事化"管理的氛围中，好像比同龄孩子更早懂得"自己的事情自己做"。

因为大人对我们相对"放手"，使得我和文强从小就建立了深厚的友情。我们两家住得近，两家大人搭伙带我们两个，所以我俩确实不是兄妹胜似兄妹。

文强父母不知道什么时候有了一个重大发现：每当文强和我在一起玩的时候，他都会一改往日的调皮捣蛋，变成一个特别专注、乖巧的孩子。结果就是我俩被越来越多地"安排"在一起学习、玩耍，直到考上大学之后他正式表白，大学一毕业就水到渠成地结婚。

从小时候一起玩"过家家"的游戏开始，"将来一定要生好多孩子"似乎就成了我俩的一种默契。我们都无法想象，如果没有彼此的陪伴，成长的时光会是怎样？

第一次怀大女儿的时候，我一本正经问他："你真喜欢孩子？"

文强揽着我，不假思索地回答："对啊，最好生个篮球队，我们当裁判！"

我也幻想着："才不要，我特别喜欢电影《音乐之声》，羡慕格瑞特有那么多哥哥姐姐，最喜欢其中的歌曲《哆来咪》。我想要生三个孩子——哆来咪，像歌里唱的那样！"

两个女儿顺利出生后，在第三次发现怀孕时，我特别纠结要还是不要，不巧那次是宫外孕，手术之后，为防意外再次发生，我赶紧老老实实上了宫内节育器。

我和文强的育儿理念好像比较大条，父母对我们的养育方式多少影响着我俩的育儿理念，唯一的区别在于我俩会尽可能多地和孩子在一起。这或许就是所谓的"缺啥补啥吧"，我们小时候都特别渴望父母的陪伴，所以愿意花时间和孩子在一起，感受她们的成长时光。

生活方面，我们比较节俭，为老大和老二拾掇了不少同学、邻居家的旧衣服和旧玩具。但是，在各种各样的亲子装上，我们可是一点儿都不吝啬。我和文强都觉得和孩子们穿着得体的亲子装出场，本身就是一道流动的幸福风景线，我们会和孩子们一起打闹，乐在其中……这就是我们想要的生活。

经常和别的家庭一起玩，让我发现一个特别有意思的现象：好多身边的亲友，也不知道怎么的，就是乐于一个"比"字。小时候比家庭，大了比自己，结婚了比老公，有娃了又比孩子……没完没了。然后你会发现，原本一次次有趣的聚会，会升腾起一股无名的"火焰"，成为无声又特别没劲的较量。

通常，一旦感受到这种气息，我就会尽量回避和这样的亲友再一次聚会。把生活过得有滋有味接地气，才算是真正的好日子吧。

也许是因为幼时父母家人相伴较少，如今我和文强对家庭生活格外向往，我小时候最羡慕的就是妈妈居然有不止一个哥哥和姐姐，爸爸也有弟弟和妹妹。

所以，我好像从来没觉得自己未来的家庭生活会捉襟见肘到不敢多生孩子，我向往我的孩子足以凑成"哆来咪"，而我们也有信心让孩子们享受一家人相依相伴的幸福。

相比那些"老大难"的姐妹们，我终究是生过两个孩子的。等待了一个多月，我经宫腔镜手术疏通了大概因宫外孕术后堵塞的双侧输卵管。其后，在一个月左右的促排过程中，因为文强"不遵医嘱""违规操作"，我居然就怀孕了！

这一下就打乱了医生为我们制订的治疗方案——考虑到输卵管有过宫外孕手术史，以及宫腔镜疏通过程中双侧表现出的通畅程度不佳而计划采用的试管婴儿助孕方式。

原本怀孕该是件高兴事，但因为没遵医嘱，面诊老钱时，我像个做错事的孩子般紧张……

老钱刚被我那天带去的小女儿叫过"姥爷好"，眼神还没来得及从小女儿粉嘟嘟的脸上收回，就被助理告知我已经怀孕了。

老钱抬眼对我道："这就怀上了？"

还没等我开口，一旁不到三岁的小女儿就学着老钱的口气，奶声奶气地学着："怀上啦？"

满屋人哈哈大笑。

老钱乐呵呵地对着刚被一旁站着的老公抱起来的小女儿说："对啊，你也要当姐姐啦！"

小女儿看看他爸，又瞄瞄我，扭头对老钱说："姐姐去爷爷家了！"

我赶紧就着诊室轻松的氛围对老钱交代："主任，我也没想到，一不小心就……"

一旁的老公赶紧凑到老钱耳旁尽量小声地说："主任，这事怨我，都怪我……"

老钱用余光瞥了一眼老公，应该是顾及女儿在场，叹了口气对我说："你们啊……这倒是给我省了事，怕就怕给你们自己添麻烦了！"

我紧张起来："主任，那……有什么办法吗？"

老钱压低嗓音对我说："促排有什么作用你们不明白？多胎怎么办？"

我理解了老钱的意思后，反而有些兴奋："那不是更好？超额完成任务啊！"

老钱终于忍不住说道："多胎风险有多高，你们知道吗？"

我瞬间反应过来，促排期间排出的卵子数目会远大于正常的一到两枚，虽然原本就奢望过双胞胎，可是万一真的来了三胞胎甚至是多胞胎，我不知道自己的身体能否适应。

一旁憋了半天的老公连声问："那怎么办啊？"

老钱翻看了病历和报告单，思忖着对我们说："后天再看一下 hCG 的情况，目前看数值不低。"

除了严遵医嘱，我不敢再多问一句，悻悻起身，满心忐忑。

随后连续两次的 hCG 翻倍验证了老钱的担心——居然三胎受孕！

对于多胎的担忧完全掩盖了我对再次怀孕应有的欣喜。在孕期前三个月，我们处处小心翼翼，每天如履薄冰。

孕 45 天左右，经多项指标评估，在征求了我们的意愿且确认我的身体足以承受的前提下，医生通过穿刺的方式为我减掉了一枚胚胎，想成全我们的"双胞胎"梦想。

在怀孕的第 13 周，由于我的身体状况，不得已再次接受了减胎手术。

这大概正是上天的公平之处。

我在生殖科门诊看到的每一对夫妇都特别不容易，鲜有全程一帆风顺的。就像我们，看起来经宫腔镜手术疏通了双侧梗阻的输卵管后，轻松怀上了三胞胎，结果却是整个孕期提心吊胆、不断减胎……所幸是终能得偿所愿地抱得第三胎。

这已然是我们最大的幸运。孩子出生的那一刻，当护士报告"是个男孩儿"的时候，我和文强喜不自禁，尤其是文强，虽然不能生个家庭篮球队，但有个儿子陪他打篮球，应该也是不错的吧。

一转眼，儿子就快满月了，虽然生儿生女的差别尚未显现，但是我十分清楚：出门总得跟着他跑，永远要面对刚穿上就满是斑点的衣服，新买的玩具不出一周准坏，袜子永远找不到另外一只等一系列甜蜜的考验终将到来。

我必须为此做好充分的心理建设和思想准备。

终究，与之同时开启的还有我和文强的"幸福一家哆来咪"的新生活。

B

今天门诊，又有一个刚满百天的"小棉袄"被妈妈带着来看我。

这会儿，还没吃晚饭，又接到米灵娜——这个得偿所愿的幸福妈妈的"好孕"故事。

就着国庆节回老家老母亲特意准备的"爱心牌"花生米，想到老母亲生了我们兄弟三个，也算是"哆来咪"的节奏吧！

儿子比不得女儿细致体贴，我们三兄弟已经太久没给母亲承欢膝下的快乐了，一想起每次回家，被老母亲目不转睛"盯牢"的情景，心里就会满怀歉疚，觉得欠了母亲很多……

前段时间，看到一个幸福指数排名：排名第一是生两个女儿；排名第二是生一儿一女；排名第三是生一个女儿；排名第四是生一个儿子；排名倒数第一是生一对儿子。还好，我排在倒数第二，而米灵娜不仅和我一样有了排名倒数第二的"一个儿子"，更是早已搭上排名首位的"两个女儿"的幸运大船，怎不叫人羡慕？

大概是有感而发，我想和准爸爸聊一下成为母亲的艰辛过程。

新生命的诞生是一个神奇的过程。卵子在万千精子中选中目标，不顾一切与之结合成为受精卵，经过十月孕育于一朝分娩，他渐渐拥有了喜怒哀乐和专属于自己的一生……

生的背面即为死。在并不久远的过去，生产之于女性，是"一只脚踏进鬼门关"。在 17 ~ 18 世纪的欧洲，部分妇产医院的产后感染率甚至达到 70% ~ 100%；在中华人民共和国成立前，我国孕产妇死亡率高达 1.5%。孕期并发症、难产、产后感染，任何一项都可能要了产妇的性命。即便到了今天，每一万名孕妇中，仍会有一到两名因孕育而死亡，更不用说各类难以启齿却广泛存在的生产后遗症。

回到我们的"幸福一家哆来咪"。

我发现米灵娜和别家妈妈不太一样，每次她带女儿来门诊，肯定是女儿背后的小书包里装着她的病历或者纸巾，她对待女儿们更像是对待一个伙伴，虽然会细心地照顾她们，但也经常会请她们给自己帮忙："帮妈妈拿一下病历！""帮妈妈抽一张纸巾！""帮妈妈去叫一下爸爸""帮一下妹妹""去叫一下姐姐"……

当然，她会适时地感谢女儿的帮助，给女儿一个拥抱或者亲吻，尤其是她那快五岁的大女儿，完全适应甚至享受这种"时刻被妈妈需要着"的母女相处模式。

有一次，米灵娜甚至向女儿"撒娇"："妈妈累了，抱不动你！"小女儿立刻对她说："姐姐不让妈妈抱，爸爸抱抱妈妈！"

充满童真的语言，满满的清澈生活，经常惹得候诊区笑声不断，这样的家庭真叫幸福。

接下来，跟大家聊聊米灵娜曾经遭遇的宫外孕。

宫外孕即异位妊娠，是指受精卵在子宫体腔以外部位植入后妊娠的现象，包括子宫颈妊娠、卵巢妊娠、输卵管妊娠、腹腔妊娠、阔韧带妊娠等，其中以输卵管妊娠最常见。

宫外孕早期多无明显症状，也可能伴有停经、腹痛、少量阴道出血。随着胚胎发育生长，一般在五十天左右，会出现撑破输卵管等处导致破裂出血的情况，孕妇会出现急性腹痛、大出血、休克，可能危及性命。

因此，备孕女性一旦停经，一定要第一时间到医院检查，确诊是否早孕，尽早排除宫外孕。

医生通常会通过实验室检查以及早孕 B 超，尤其是阴道 B 超来确定妊娠部位。一旦确诊，哪怕只是怀疑是宫外孕，都必须立即入院观察和治疗。

考虑到意外妊娠以及异位妊娠的巨大风险，对于暂无孕育计划的女性，良好的避孕能从根本上杜绝宫外孕以及终止妊娠手术带来的并发症风险。同时，女性对于生殖系统疾病、经期卫生应该多加关注，防止感染。

米灵娜是在生完二胎后遭遇的宫外孕，虽及时发现并行手术，但术后无论是否有怀孕需求，都应跟踪一下身体恢复情况。

为避免再孕，一般建议在完成宫外孕手术后，于第一次正常月经结束后 3～7 天内上节育器，体质虚弱者可以休养 3 个月左右再行上环。

对有生育需求的患者，宫外孕手术有可能导致输卵管不畅或者输卵管功能受损，建议备孕前在月经结束后的第 2～5 天进行输卵管通液和输卵管造影，检查输卵管的通畅度，以确定受孕方式。

针对输卵管可能出现的问题，妇产科医生和生殖科医生的治疗观点是有差别的。生殖科医生一般建议直接采用辅助生殖技术助孕，而妇产科医生可能会建议采用宫腹腔镜联合手术。两种方式的选择需要根据身体情况、实际需求等因素综合考虑。

米灵娜年龄不大，已经有了两个孩子，满足他们的生育需求就显得不那么急切，自然受孕应是他们的首选。所以，我建议她先考虑宫腹腔镜联合手术，根据手术结果再决定如何备孕。手术过程发现她的输卵管通畅程度很差，输卵管紧贴腹壁，形态和功能都受到了影响。手术结果提示患者自然受孕概率极低。

我认为米灵娜夫妇更适合"第一代试管婴儿"，也就是体外受精-胚胎移植（IVF-ET）技术。这种方案主要针对输卵管性不孕，即精卵在体内无法正常结合的患者。医生会分别收集男方的精液和女方的卵子，在体外进行受精和培养，再把体外发育形成的胚胎通过专用移植管移植回女方宫腔内，让胚胎继续生长、发育，直至分娩。这项技术除了受精和 3～5 天的胚胎发育是在体外进行的，其他与自然妊娠并无差别。

为了获得理想数目的卵子以保证成功率，这项技术在取卵前有个很重要的环节，即对女性用药物超促排卵。大多数情况下，在这个过程中，由于药物的作用，极少有患者会发生卵子自排。当然，如果遇到小概率的卵子自排现象，只能提前终止本轮方案，重做计划。

卵子是否自排与促排卵方案、患者个体情况有很大相关性，即使发生概率极低，我们也会交代患者在治疗期间必须避孕。不是害怕怀孕，而是规避多胎妊娠。

多胞胎，听起来令人憧憬，事实上，多胎妊娠在整个孕期风险非常高。由于胎儿个数多，并发羊水过多时，宫内压力过高，50% 并发早产；30 周以前，双胎生长速度和单胎相似，此后即减慢，随着孕周增长，胎儿生长不协调，12%～34% 的胎儿并发宫内生长缓慢；不仅如此，发生双胎之一宫内死亡的概率也会增加；不明原因胎儿畸形率会比单胎高两倍。此外，孕妇糖尿病、高血压等妊娠综合征的发生率会增加。在容易引发早产的同时，多胎妊娠产后出血的概率也会增加，这两项风险往往足以致命，医生经常不得不选择提前终止妊娠，甚至切除子宫以确保母体安全。所以说多胎妊娠始终是生殖科医生在工作中极力避免的情况。

在这个结局总算快乐的故事里，我必须非常严肃地批评米灵娜、唐文强夫妇不遵医嘱的行为，毕竟万幸和遗憾之间很可能只是一线之隔。

减胎术是在多胎妊娠中终止发育不良、畸形或过多胎儿继续发育，以减少孕妇及胎儿并发症，确保健康胎儿正常存活、发育的技术。

关于减胎术，我们科室每年总会遇上那么一两次。有的是怀了双胞胎后，身体情况不允许，出于安全而减胎；有的是自然受孕双胞胎，却因只想要单胎而减胎；还有的是经促排等而出现多胎受孕，不得不减胎。

类似米灵娜这种情况，倘若不考虑试管方案，医生会根据 B 超所见成熟卵泡数目，在适时注射破卵针后，根据持续监测到的卵泡排出情况安排同房时间，以尽量避免和减少可能出现的多胎妊娠。

减胎术在当下虽然技术相对比较成熟，但并非万无一失，仍可能出现下列 5 种情况：①孕妇出血、宫腔感染、脏器损伤；②宫腔内操作有可能导致完全流产；③宫内胚胎发育着床情况各有不同，个别胚胎本身就有自然停止发育的可能，行减胎术时，医生不可能看出其中哪一枚胚胎一定能健康生长到"瓜熟蒂落"；④极少数情况下减胎术可能出现操作失败，需要再次手术；⑤医生无法保证继续妊娠的胚胎不出现畸形。

在辅助生殖助孕过程中，一旦发现双胎或多胎受孕，在孕早期，医生首先会评估妊娠风险，必要时进行选择性减胎术，以尽可能保证孕妇及胎儿的安全。

　　总而言之一句话：严遵医嘱，将风险降到最低。